Dados Internacionais de Catalogação na Publicação (CIP)
(Câmara Brasileira do Livro, SP, Brasil)

T661 Trabalhando a voz : vários enfoques em fonoaudiologia / Leslie Piccolotto Ferreira, org. — São Paulo : Summus, 1988.

Bibliografia.

1. Distúrbios da voz 2. Fonoaudiologia 3. Voz — Educação I. Ferreira, Leslie Piccolotto.

CDD-616.855
-808.5
88-0018 NLM-WM 475

...e catálogo sistemático:

...: Medicina 616.855
...Retórica 808.5
...Medicina 616.855
...tórica 808.5
...Medicina 616.855

Dados Internacionais de Catalogação na Publicação (CIP)
(Câmara Brasileira do Livro, SP, Brasil)

T681 Trabalhando a voz : vários enfoques em fonoaudiologia / Léslie Piccolotto Ferreira, org. — São Paulo : Summus, 1988.

Bibliografia

1. Distúrbios da voz 2. Foniatria 3. Voz — Educação I. Ferreira, Léslie Piccolotto.

CDD-616-855
-808.5
88-0018 NLM-WM 475

Índices para catálogo sistemático:

1. Distúrbios da voz : Medicina 616.855
2. Educação vocal : Retórica 808.5
3. Fonoaudiologia : Medicina 616.855
4. Voz : Cultivo : Retórica 808.5
5. Voz : Distúrbios : Medicina 616.855

TRABALHANDO A VOZ

Vários Enfoques em Fonoaudiologia

LÉSLIE PICCOLOTTO FERREIRA (org.)

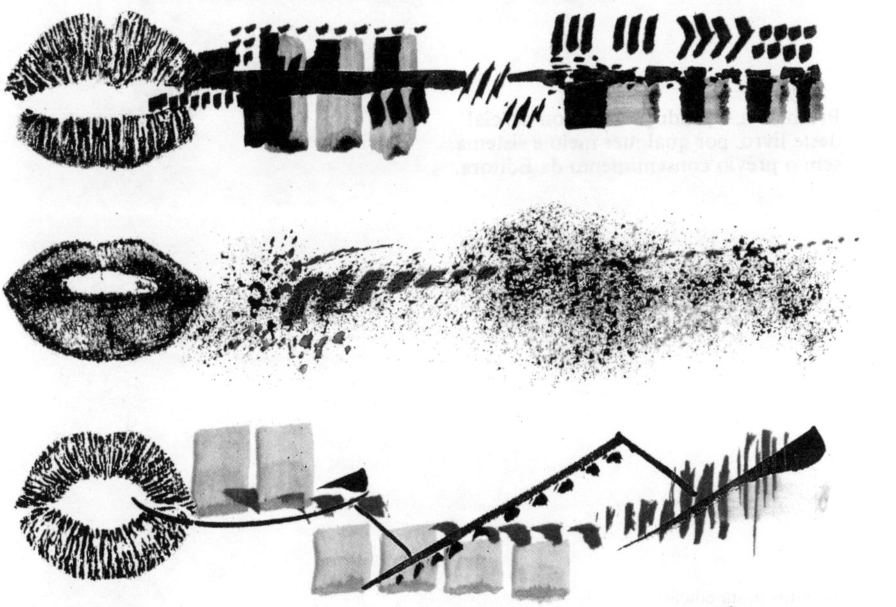

summus editorial

TRABALHANDO A VOZ — Vários Enfoques em Fonoaudiologia

Capa de:
Odile M. Tresca

Direitos desta edição
reservados por
SUMMUS EDITORIAL LTDA.
Rua Cardoso de Almeida, 1287
05013-001 – São Paulo, SP
Telefone (011) 3872-3322
Caixa Postal 62.505 – CEP 01214-970
http://www.summus.com.br
e-mail: summus@summus.com.br

Impresso no Brasil

ÍNDICE

APRESENTAÇÃO

Depois de terminar o trabalho de voz com o grupo do TUCA, veio a vontade de pensar sobre ele e colocar as reflexões no papel.

Por que não publicá-las? Afinal de contas, contando nossas dificuldades, poderíamos ajudar o fonoaudiólogo na sua prática... Publicaríamos num periódico? Num dos Cadernos PUC-SP?

De repente, veio a idéia! Por que não entrar em contato com outros fonoaudiólogos que também trabalham com voz e organizar um livro? A falta de publicações e a vontade dos editores em investir mais nessa área deram-nos coragem!

No início não foi fácil... a maioria nunca passara pela experiência de escrever... "Sobre o que escrever?" "Quantas páginas você acha que seria bom?" "O que seria mais interessante?" "Eu sei fazer, mas não sei escrever!"

A fase de transição em que a FONOAUDIOLOGIA se encontra, questionando o lado técnico e investindo mais na identificação e valorização das situações vividas pelo homem no cotidiano, também amedrontou alguns...

Mas, apesar de tudo, chegamos lá! Diferentes formações, grupos, linhas terapêuticas ficaram de lado, não foram questionadas. Reunimos: "um pouco de Nós sobre Voz", do nosso dia-a-dia, das nossas inseguranças, das nossas dúvidas e reflexões, que foram aqui colocadas esperando poder ajudar o FONOAUDIÓLOGO na busca de seu verdadeiro papel em nossa sociedade.

Léslie Piccolotto Ferreira
Organizadora

PARTE I

PROJETO SAÚDE VOCAL DO PROFESSOR *

*Ana Maria Marcondes Pinto***
*Maria Áurea Erhardt Furck****

INTRODUÇÃO

O Homem é um ser social e necessita da comunicação do mesmo modo que seu corpo requer água e alimento para um bom funcionamento. Pela voz expressamos nossas emoções, sentimentos e personalidade. O indivíduo que não pode falar, mas conservou a própria voz, pode ainda manifestar seu estado afetivo e até necessidades imediatas. A voz enriquece a transmissão da mensagem articulada, acrescentando à palavra o conteúdo emocional, o colorido, a expressividade. Ela identifica o indivíduo, tanto quanto sua fisionomia e impressões digitais.

Os problemas vocais afetam a vida pessoal, social e sobretudo a profissional. Toda alteração é vivida com ansiedade e angústia. O desconhecimento da importância de certos cuidados para preservar a voz evitando abusos, postura e hábitos inadequados é um fato comum e que pode ter como conseqüência até uma afonia.

A prática vocal bem estruturada não fadiga em absoluto a voz. Pelo contrário, os músculos e os órgãos vocais se desenvolvem e se fortificam com o exercício. O processo fonatório é automático; portanto, devemos realizar uma fonação livre de qualquer esforço, por-

---

* Projeto desenvolvido com professores da Rede Municipal de Ensino de São Paulo, pela Seção de Fonoaudiologia do Departamento de Saúde Escolar, Secretaria Municipal de Educação, juntamente com o Setor do Departamento Médico, Secretaria de Higiene do Município — São Paulo, 1985.

** Fonoaudióloga encarregada do Setor de Fonoaudiologia Educacional da Seção de Fonoaudiologia do Departamento de Saúde Escolar — SME — São Paulo. Fonoaudióloga clínica atendendo distúrbios da comunicação oral e gráfica em consultório particular.

*** Fonoaudióloga. Chefe da Seção de Fonoaudiologia da Divisão Médica do Departamento de Saúde Escolar da Secretaria Municipal de Educação de São Paulo. Responsável pela Equipe de Reeducação. Pedagoga — Orientadora Educacional.

que assim as cordas vocais vibram com o máximo de eficiência, o som sai límpido, e se mantém por muito tempo.

Quem exerce uma profissão que obriga a usar muito a voz deve saber tirar o máximo de seu potencial vocal, sem comprometer o delicado aparelho fonador. Muitas vezes nos deparamos com queixas do tipo:

— Ultimamente eu ando tão rouca!

— Não sei o que acontece com minha garganta, parece raspar quando eu falo. Chega a doer.

— Agora nas férias a minha voz está ótima. Você nem imagina como fica quando estou trabalhando.

— Outro dia minha voz não saía. Fiquei muda. Foi um desespero.

Esses depoimentos são comuns entre os professores. Geralmente eles falam muito, gritam e mantêm a intensidade aumentada, tentando com a voz superar o ruído ambiental. Tensões na musculatura da região cervical, postura inadequada, falar sem parar por horas e horas seguidas, padrão respiratório inadequado, alterando o tom, agudizando repentinamente no momento do grito, voz abafada, presa, sem projeção são características freqüentemente encontradas entre os professores.

Os que falam ao ar livre ou em más condições acústicas usam excessivamente força muscular que produz debilidade e fadiga vocal (a hipofunção aparece ao final de uma hiperfunção prolongada).

As difonias profissionais preocupam aqueles que têm a voz como instrumento de trabalho e a incidência tem atingido níveis alarmantes. Os sintomas de cansaço e fadiga vocal, perda da intensidade, ensurdecimento do timbre, que os indivíduos tentam superar provocando um esforço ainda maior da musculatura faríngea, aliados ao fator psicológico, causam as rouquidões e até as afonias. Com o decorrer do tempo, ao exame otorrinolaringológico são encontrados freqüentemente nódulos, edemas, hiperemia e pólipos.

A realidade desse quadro pode ser constatada pelo grande número de pedidos de licença médica de professores encaminhados às clínicas de otorrinolaringologia dos Departamentos Médicos, além do crescente número de professores readaptados que exercem outras funções nas escolas, deixando de reger classes.

A necessidade de uma ação enérgica, abrangente, visando minimizar a problemática e principalmente preveni-la tornou-se urgente. Desde 1985, fonoaudiólogos e médicos otorrinolaringologistas da Prefeitura Municipal de São Paulo vêm desenvolvendo o Projeto Saúde

Vocal do Professor. Esse trabalho pioneiro e abrangente está implantado de forma descentralizada, podendo atender aos professores lotados nas diferentes regiões da cidade de São Paulo.

A estrutura do projeto desenvolvido será explicada a seguir.

JUSTIFICATIVAS

O Departamento Médico da Secretaria de Higiene e Saúde conjuntamente com o Departamento de Saúde Escolar da Secretaria Municipal de Educação discutiram a magnitude do problema e propuseram uma ação integrada e preventiva para combatê-lo, tendo considerado que:

— há uma alta incidência de disfonia entre os professores da Rede Municipal de Ensino de São Paulo;

— a ocorrência de disfonia leva à necessidade de tratamento médico e fonoaudiológico, o que devido à alta incidência sobrecarrega os serviços responsáveis pela saúde do servidor municipal;

— casos de disfonia mais graves levam o profissional a solicitar uma readaptação em outro setor, não apenas fazendo com que o professor deixe de trabalhar em área correspondente à sua formação acadêmica, mas também exigindo do município a contratação de um outro profissional igualmente capacitado para substituí-lo, o que acarreta prejuízo aos cofres públicos;

— os cursos de Magistério e Pedagogia em geral não oferecem ao professor subsídios e orientação sobre o uso adequado da voz, apesar de esta ser imprescindível para o seu desempenho profissional;

— a ocorrência de disfonia em professores de Educação Infantil, de níveis I e II, acarreta dificuldades que refletem em sua atuação junto aos alunos, a saber:

• alterações na voz do professor levam a modelos lingüísticos e psicológicos inadequados, uma vez que a piora do estado de saúde dos professores, tanto física (rouquidão, dor de garganta, perda de voz etc.) quanto emocional (fadiga geral, tensão pela dificuldade em falar etc.) interfere em sua atuação em sala de aula;

• no caso do ensino da leitura, ocorre possível interferência do modelo lingüístico incorreto, dificultando tal aprendizagem oral;

• em atividade de ditado e estimulação oral pode ocorrer falta de clareza na emissão do professor;

• freqüente ausência do professor às aulas, quando em estado agudo de disfonia, devido à licença médica para repouso vocal.

— as alíneas "a" e "d" do artigo 3.º, capítulo II, da Lei n.º 6.965, de dezembro de 1981, dispõem sobre a regulamentação da profissão de Fonoaudiólogo: "É da competência do Fonoaudiólogo desenvolver trabalho de prevenção no que se refere à área de comunicação Escrita e Oral, Voz e Audição, bem como 'realizar' o aperfeiçoamento dos padrões da Voz e Fala."

Todos os fatores mencionados são de suma importância, tornando mais do que clara e urgente a necessidade de se propor uma forma conjunta e efetiva de atuação.

OBJETIVO GERAL

Atuar de forma preventiva junto à população de professores da Rede Municipal de Ensino de São Paulo, fornecendo subsídios que venham minimizar a incidência de distúrbios da voz, capacitando-os como agentes de sua própria saúde vocal e atuar de forma indireta em alguns dos fatores que interferem no processo de ensino-aprendizagem.

OBJETIVOS ESPECÍFICOS

1. Divulgar, junto aos professores, a grande incidência dos distúrbios de voz que ocorre na Rede Municipal de Ensino e conscientizá-los sobre os reflexos que estes podem acarretar ao indivíduo, pessoal e profissionalmente.

2. Informar os professores da Rede Municipal de Ensino sobre a saúde vocal, hábitos incorretos do uso da voz e forma satisfatória do uso da mesma.

3. Levar os professores da Rede Municipal de Ensino a conhecerem o mecanismo e funcionamento adequado do processo de fonação, a se auto-avaliarem em termos de emissão vocal, recebendo subsídios técnicos para uma posterior incorporação dos padrões adequados.

4. Detectar os professores com suspeita de patologias na área vocal para avaliação médica e tratamentos específicos, conforme orientação foniátrica.

5. Orientar os professores integrantes da Rede Municipal de Ensino quanto aos padrões corretos de articulação, padrão respiratório, posturas corporais interferentes no desempenho vocal e aspectos da higiene vocal.

6. Acompanhar periodicamente os professores participantes do curso de Saúde Vocal, a fim de reforçar aspectos relevantes enfocados no curso.

7. Participar de pesquisas fonoaudiológicas de interesse dos órgãos envolvidos.

8. Divulgar, junto aos órgãos competentes, a importância de melhor preparar o professor durante sua formação acadêmica, no que diz respeito ao uso adequado da voz, um de seus primordiais instrumentos de trabalho, através de orientações técnicas especializadas do fonoaudiólogo.

9. Sugerir junto aos órgãos competentes os meios para a adequação e melhoria das condições físicas e ambientais de trabalho dc professor.

SISTEMÁTICA DE AÇÃO

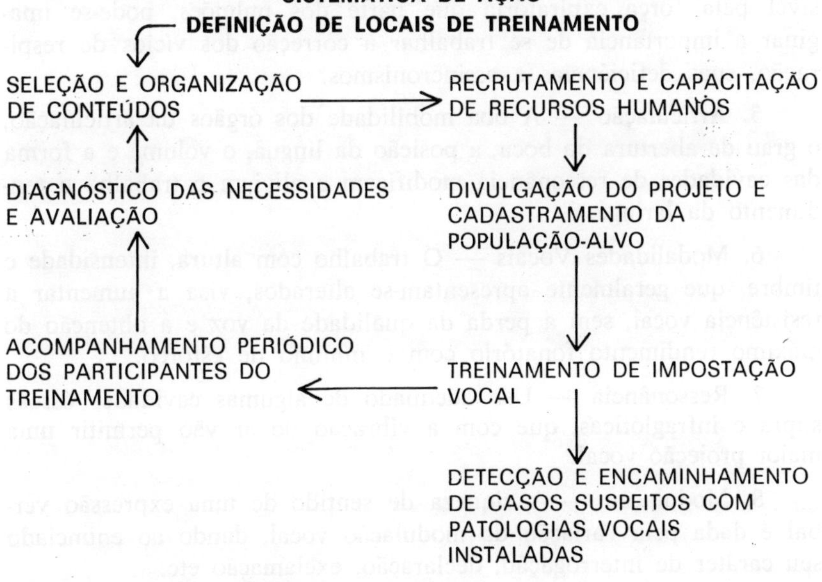

LOCAIS DE TREINAMENTO

Os treinamentos foram desenvolvidos em salas do Departamento Médico e das Clínicas de Saúde Escolar do Departamento de Saúde Escolar e Unidades Escolares que apresentam disponibilidade e condições adequadas para o desenvolvimento do trabalho proposto, facilitando o acesso da população-alvo.

CONTEÚDOS

Os conteúdos abordados pelos fonoaudiólogos e médicos especialistas constam dos seguintes aspectos:

1. Comunicação corporal — Todos os movimentos gestuais e de postura, contribuindo para que a comunicação seja mais efetiva e a mensagem mais adequada.

2. Propriocepção — O conhecimento que o indivíduo tem de seu próprio corpo, voltando sua atenção para a tonicidade muscular geral.

3. Relaxamento — A liberação da energia física e mental concentrada sobre uma determinada região muscular, permitindo ação própria mais adequada.

4. Respiração — Sabendo que o som é produzido pela vibração que ocorre em nível de cordas vocais e que essa vibração só é possível pela força expiratória que parte dos pulmões, pode-se imaginar a importância de se trabalhar a correção dos vícios de respiração, suas deficiências e assincronismos.

5. Articulação — A boa mobilidade dos órgãos da articulação, o grau de abertura da boca, a posição da língua, o volume e a forma das cavidades de ressonância modificam e aliviam o trabalho e rendimento da laringe.

6. Modalidades Vocais — O trabalho com altura, intensidade e timbre, que geralmente apresentam-se alterados, visa a aumentar a resistência vocal, sem a perda da qualidade da voz e a obtenção do máximo rendimento fonatório com o mínimo de esforço.

7. Ressonância — Uso adequado de algumas cavidades ósseas supra e infraglóticas, que com a vibração do ar vão permitir uma maior projeção vocal.

8. Modulação — A riqueza de sentido de uma expressão verbal é dada pela variação da modulação vocal, dando ao enunciado seu caráter de interrogação, declaração, exclamação etc.

RECURSOS HUMANOS

Para o desenvolvimento do projeto foram selecionados dez fonoaudiólogos atualmente lotados no Departamento de Saúde Escolar e Departamento Médico, segundo critérios de: experiências anteriores, disponibilidade, interesse e aptidão. Sendo assim:

1. Por experiências anteriores, considerou-se:

— o conhecimento da magnitude do quadro de disfonias em professores e sua interferência no processo de ensino-aprendizagem;

— o conhecimento da realidade escolar, levando-se em conta a estrutura e dinâmica das funções exercidas por seus profissionais, bem como o ambiente físico de trabalho;

— a experiência prévia na aplicação de técnicas fonoaudiológicas para impostação vocal;

— trabalhos realizados com grupos de educadores.

2. Por disponibilidade, entendeu-se a atuação efetiva do profissional no período previsto para o desenvolvimento do projeto.

3. Por interesse e aptidão considerou-se:

— a capacidade de interação profissional;

— a predisposição para o trabalho em questão e valorização profissional;

— a responsabilidade, organização, iniciativa e relacionamento humano;

— a habilitação pessoal a fim de demonstrar as técnicas para uma adequada impostação vocal, bem como a utilização de um padrão pneumofonoarticulatório satisfatório.

A seleção do pessoal técnico envolvido foi feita através de entrevista com o grupo responsável e elaborador do projeto, passando posteriormente por um período de capacitação onde tomaram contato com a filosofia dinâmica e conteúdo já descritos anteriormente, adequado sua atuação de acordo com os módulos seqüenciais.

DIVULGAÇÃO

Para maior abrangência e reconhecimento do trabalho a ser desenvolvido, o Departamento de Saúde Escolar e o Departamento Médico propuseram a divulgação através da imprensa falada, escrita e boletins informativos expedidos pelas secretarias, entidades de classe e associações, enfocando a amplitude dos problemas de voz no trabalho do professor e o que se pode fazer em termos profiláticos.

Publicou-se no "Diário Oficial" nota sobre a realização de palestras iniciais, abertas para a participação de todos os interessados, tendo-se especificado os locais, datas e horários, bem como telefones para inscrição.

ESTRATÉGIAS DE ATUAÇÃO

O projeto foi desenvolvido em duas etapas. Primeiro, foram realizados Encontros de Orientação sobre Saúde Vocal, com orientações gerais sobre aspectos anatomofisiológicos do aparelho fonador, etiologia, tratamento clínico e terapêutico nos distúrbios da voz, além de noções sobre higiene vocal.

Cada uma destas reuniões, que durou 3 horas e 30 minutos, foi coordenada e desenvolvida por um médico otorrinolaringologista e uma ou duas fonoaudiólogas, em auditórios com até cem pessoas, utilizando recursos audiovisuais, exposição oral e a prática de exercícios por todos os participantes.

Estes grandes encontros foram promovidos em auditórios das diversas Delegacias de Ensino (Escolas de Educação Infantil), Bibliotecas, Clínicas Odontológicas e Departamentos de Saúde Escolar.

Foram atendidos, na época do projeto, 1.060 professores.

Os professores participantes dos Encontros de Orientação sobre Saúde Vocal, interessados em aprofundar os conteúdos desenvolvidos nestes eventos, inscreveram-se para o Treinamento de Impostação Vocal.

ATUAÇÃO DOS MÉDICOS OTORRINOLARINGOLOGISTAS

Em todos os Encontros de Orientação sobre Saúde Vocal houve sempre a participação de médicos otorrinolaringologistas do Departamento de Saúde Escolar e Departamento Médico, que se alternavam nos diversos locais e horários escolhidos mensalmente.

A esses profissionais coube tratar dos aspectos anatomofisiológicos de todos os órgãos envolvidos na fonação, através de exposição oral e com o uso de recursos audiovisuais, dando ênfase à voz humana, sua dinâmica e sua inter-relação com a respiração e ressonância.

Também foi descrita a etiopatogenia das patologias laríngeas, relacionando-as com o mau uso da voz, finalizando com os principais métodos profiláticos e terapêuticos utilizados atualmente em laringologia. No final de cada exposição os médicos respondiam a perguntas formuladas pelos professores.

Também foram feitos exames especializados (otorrinolaringológicos), além da laringoscopia indireta, nos professores participantes do Treinamento de Impostação Vocal, que receberam orientações e condutas. Tais exames foram realizados em consultório apropriado nas dependências do DEMED, em horários diversos, previamente marcados por telefone e agendados.

ATUAÇÃO DOS FONOAUDIÓLOGOS

Aos fonoaudiólogos coube, além da organização dos Encontros de Orientação sobre Saúde Vocal, desenvolver com os professores uma parte prática sobre postura, relaxamento, respiração, ressonância, articulação, intensidade, velocidade e entonação vocal, através da vivência de situações e exercícios práticos.

Uma vez organizados os grupos e convocados os professores interessados, os fonoaudiólogos coordenaram o Treinamento de Impostação Vocal nos vários locais oferecidos, durante 30 horas, desenvolvendo os seguintes conteúdos contidos em 20 módulos seqüenciais:

Módulo 1 — Apresentação do curso e introdução ao processo de comunicação.

Módulo 2 — Os gestos e a fala na transmissão da mensagem.

Módulo 3 — Propriocepção do tônus muscular.

Módulo 4 — Relaxamento global e detecção dos pontos de tensão.

Módulo 5 — Relaxamento específico e propriocepção dos movimentos respiratórios.

Módulo 6 — Respiração — padrão adequado.

Módulo 7 — Coordenação pneumofônica.

Módulo 8 — A utilização das cavidades de ressonância — apresentação de técnicas.

Módulo 9 — A ressonância das vocalizações.

Módulo 10 — Posicionamento dos órgãos fonoarticulatórios na emissão dos fonemas.

Módulo 11 — Propriocepção, mobilidade e tonicidade dos órgãos fonoarticulatórios.

Módulo 12 — Articulação de orações e versos trava-língua.

Módulo 13 — O uso correto do ar inspirado na emissão de palavras e orações.

Módulo 14 — A variação da entonação transmitindo sentimento à mensagem.

Módulo 15 — A variação da intensidade na produção vocal.

Módulo 16 — A variação da altura na produção vocal.

Módulo 17 — Extensão e projeção vocal.

Módulo 18 — A coordenação pneumofônica na leitura de textos.

Módulo 19 — Comunicação oral: vivência de situação em aplicação prática das técnicas trabalhadas.

Módulo 20 — Considerações finais e avaliação.

Ao fonoaudiólogo também coube encaminhar os professores aos médicos otorrinolaringologistas do projeto para exame médico específico.

Mensalmente, fonoaudiólogos e médicos reuniam-se para discutir casos, rever orientações, avaliar o andamento dos treinamentos e propor modificações.

AVALIAÇÃO FINAL DO PROJETO SAÚDE VOCAL DO PROFESSOR POR ATIVIDADE DESENVOLVIDA

Encontros de Orientação sobre Saúde Vocal

Como instrumentos de avaliação foram utilizadas fichas preenchidas por todos os participantes dos eventos e os dados de observações coletados entre fonoaudiólogos e médicos do DSE e DEMED envolvidos no projeto, além dos relatórios elaborados mensalmente por esses profissionais.

Pelo levantamento das fichas de avaliação preenchidas pelos professores pudemos concluir que:

— em relação ao objetivo do encontro de alertar o professor sobre a importância de certos cuidados básicos, bem como de transmitir alguns conhecimentos sobre o funcionamento do aparelho fonador visando não sobrecarregá-lo e prevenir o problema de voz:

- 95,50% consideraram que o objetivo do encontro foi atingido;
- 3,73% consideraram que o objetivo do encontro foi parcialmente atingido;
- 0,77% consideraram que o objetivo do encontro não foi atingido;

Em relação à proposta desenvolvida no encontro de atender às expectativas do professor:

- 86,34% apontaram que as expectativas foram atendidas;

• 10,87% apontaram que as expectativas foram atendidas parcialmente;

• 2,79% apontaram que as expectativas não foram atendidas.

Quanto aos aspectos do evento que merecem ser ressaltados, os mais apontados foram:

• a parte prática de vivência das técnicas de relaxamento, respiração, ressonância, articulação, altura e intensidade vocal;

• a exposição feita pelos médicos, permitindo o conhecimento do aparelho fonador e seu funcionamento, ilustrado com a projeção de diapositivos;

• a preocupação com um problema que há tanto tempo vem atingindo o professor;

• as orientações sobre higiene vocal e os cuidados no uso da voz, aspectos desconhecidos pela maioria dos professores;

• referiram-se muito freqüentemente à importância do evento como um todo e teceram elogios à equipe coordenadora (médicos e fonoaudiólogos);

• a dispensa do ponto para facilitar a participação do professor num evento que é de total interesse foi reivindicada pela maioria dos participantes;

• outra reivindicação citada freqüentemente foi a maior divulgação desse trabalho pela imprensa, para conhecimento de todos os profissionais que têm a voz como instrumento de trabalho;

• os 574 professores interessados em participar do Treinamento de Impostação Vocal foram unânimes em solicitar a continuidade deste trabalho.

Considerando a realidade de cada escola e os conteúdos abordados pelos médicos e fonoaudiólogos, os professores foram convidados a refletir sobre sua organização no trabalho diário e as condições físicas e ambientais necessárias para o favorecimento de um bom desempenho vocal. Os aspectos mais citados após essa reflexão foram:

• perceberam-se mais conscientes da importância da voz e da necessidade de seguir as orientações básicas dadas pelos médicos e fonoaudiólogos durante o decorrer do evento cuidando da postura, tensões, fazendo exercícios diários de relaxamento, respiração, alternando atividades de uso maior e menor no aparelho fonador do professor, trabalhando as crianças para que falem mais baixo, evitando o pigarrear e os gritos, tentando utilizar uma voz mais projetada e solta;

• pediram a atenção das autoridades para as reais condições de trabalho do professor que em muito sobrecarregam seu aparelho fonador: ambientes ruidosos, salas sem acústica, grande número de alunos por classe e, principalmente, nas EMEIs o uso de galpões separados por biombos, como sala de aula;

• muitos citaram o despreparo do professor para dar aula, ao desconhecerem as conseqüências que a má colocação de voz pode causar no aparelho fonador. Nas classes de magistério o futuro professor deveria ser melhor preparado no que diz respeito também ao uso da voz;

• referiram-se ao fantasma da readaptação, onde o professor estaciona na sua carreira, exercendo outras funções não diretamente ligadas à sua formação;

• solicitaram maior abrangência, maior divulgação da proposta e extensão da mesma a todos os professores da rede.

Após a realização de cada evento as equipes responsáveis se reuniram e avaliaram o local, conteúdos, recursos visuais, interesse e participação dos professores, além de apontar alguns problemas que interferiram na realização do mesmo.

Sendo assim, dos locais em que foram realizados tais encontros, alguns, pelas características (intensa luminosidade, pouca aeração, reduzido espaço físico etc.) não foram adequados e na seqüência dos eventos foram substituídos, dentro do possível, evitando-se esses inconvenientes. A greve dos correios decretada na época da divulgação dos locais de inscrição pelo "Diário Oficial" impediu que a grande maioria do pessoal das escolas que recebeu com atraso esse jornal participasse, por falta de informações.

Em relação ao conteúdo básico desenvolvido, algumas alterações foram feitas para atender às maiores necessidades do professor, dando-se então maior ênfase aos exercícios de relaxamento, respiração e projeção da voz.

Os recursos visuais foram, aos poucos, ampliados pelos próprios coordenadores dos eventos, com maior variedade de diapositivos e uso de transparências.

TREINAMENTO DE IMPOSTAÇÃO VOCAL

O Treinamento de Impostação Vocal, visando criar pouco a pouco no indivíduo o esquema corporal vocal, trabalha a coordenação da respiração com a emissão articulada, eliminando vícios vocais que cada pessoa traz consigo. É um processo lento de conscientização.

Ao responderem a um questionário final no último dia de treinamento os professores deixaram registradas suas impressões e avaliações de seu desempenho, do conteúdo e técnicas utilizadas, além de sua incorporação na rotina de trabalho.

Eles definiram o treinamento vivido como:

- conscientização do uso correto da voz e sua importância (18,96%);
- excelente trabalho de colocação correta da voz, respiração, relaxamento, atendendo às necessidades do professor (14,75%);
- ótimo trabalho profilático de Saúde Vocal do professor (13,33%);
- uma proposta de extrema importância para o professor que enfrenta problemas tão sérios com o uso da voz e ainda valorizando-o enquanto pessoa (10,89%);
- um treinamento que desenvolveu e aperfeiçoou: postura, relaxamento, autocontrole, respiração, tonalidade, favorecendo o trabalho do professor (9,49%);
- autoconhecimento, contribuindo para o melhor uso da voz (8,77%);
- o treinamento mais completo de que já participou, útil, indispensável e muito bem estruturado, com objetivos claros e riqueza na parte prática (5,95%);
- momentos para desenvolver a propriocepção de pontos de tensões, principalmente os interferentes na produção vocal (4,21%);
- de grande valia pessoal e profissional, contribuindo para o saber agir, pensar e falar, colocando corretamente a voz (3,5%);
- indispensável para todos os professores, antes mesmo de iniciarem carreira (3,15%);
- uma forma de as autoridades demonstrarem preocupação com seus funcionários, principalmente com o crescente número de professores com problemas nas cordas vocais (2,80%);
- muito aproveitável, porém longo (2,10%);
- um alerta para problemas desconhecidos, sua prevenção e tratamento (1,40%);
- relaxante (0,35%);
- satisfatório (0,35%).

O treinamento proposto foi inteiramente calcado na conscientização da importância do aparelho fonador, com a vivência de técnicas visando à colocação da voz sem esforço. Para tanto, grande foi o número de exercícios realizados durante todo o treinamento, com propostas de treinos em casa, descritos em folhas-tarefas.

Para a questão do questionário final referente à execução das tarefas propostas temos:

- 48,45% conseguiram realizar todas elas;
- 32,27% realizaram a maioria das atividades sem dificuldades;
- 9,11% conseguiram realizar as tarefas tendo algumas dificuldades que foram sanadas com o desenvolver do treinamento;
- 4,91% conseguiram realizá-las na medida do possível, principalmente por já terem problemas constatados nas cordas vocais;
- 4,91% realizaram um maior número de tarefas no treinamento do que em casa;
- 0,35% consideraram no início as tarefas ineficientes, mas logo se conscientizaram de seus benefícios.

O treinamento, como já foi dito, pretendia mudar hábitos considerados inadequados para a fonação e, para tanto, as técnicas apresentadas deveriam ser incorporadas aos hábitos da vida diária. Para esse aspecto temos:

- 91,59% conseguiram incorporá-las;
- 6,31% conseguiram incorporá-las parcialmente;
- 1,75% sentiram que a incorporação ocorreu gradativamente, na medida em que tomaram consciência e as interiorizaram;
- 0,35% ainda não conseguiram.

O desenvolvimento do autocontrole e o treino intensivo dos exercícios propostos no curso foram os fatores que facilitaram a interiorização e aplicação na rotina diária das técnicas vivenciadas.

O questionário final também lançava a pergunta sobre a percepção do professor em relação às alterações na sua maneira de falar:

- 80,70% perceberam alterações por coordenarem melhor respiração-fonação, falarem mais calmamente, sem forçar, sem gritar, desaparecendo sintomas de rouquidão, dores no pescoço e nuca;
- 10,52% não perceberam mudanças;
- 5,28% em alguns momentos perceberam algumas mudanças, principalmente quando estão alertas, controlando a produção vocal;

• 3,50% perceberam mudanças não na maneira de falar, mas, sim, na forma de conduzir o trabalho.

Em relação a críticas e sugestões, as mais apontadas foram:

• renovação periódica dos conteúdos do treinamento, para que os professores participantes tivessem acompanhamento e reciclagem;

• proposta de continuidade do projeto, uma vez que foi "uma idéia que deu certo", para que todos os professores tenham oportunidade de participar;

• aumento para 2 horas de sessão, mantendo a carga horária total de 30 horas;

• maiores cuidados com a divulgação da proposta;

• inclusão do projeto no currículo do magistério;

• obrigatoriedade do curso para professores em início de carreira;

• maior número de opções de locais, visando, com a descentralização, facilitar a participação do professor.

Da avaliação feita pelos fonoaudiólogos que coordenaram e desenvolveram os treinamentos temos:

• todos foram unânimes em considerar a proposta como gratificante em termos profissionais, uma experiência riquíssima, com boa receptividade, atendendo às necessidades do professor, interferindo até no comportamento do aluno;

• algumas modificações no conteúdo dos módulos foram introduzidas, visando adequar a realidade e as necessidades dos professores. Estas deverão ser incluídas na revisão dos módulos para o próximo treinamento;

• alguns locais, por excesso de ruído externo e espaço físico inadequado, foram criticados e não deverão ser utilizados para os próximos treinamentos.

EXAMES OTORRINOLARINGOLÓGICOS

Dos professores participantes do Treinamento de Impostação Vocal, 75% passaram por exame médico especializado. A dificuldade do professor para marcar os exames por telefone, a falta de horário disponível do próprio professor que deveria comparecer ao DEMED fora do seu horário de trabalho e ainda as paralisações nos atendimentos do DEMED foram motivos que justificaram o fato de que nem todos os professores integrantes do treinamento fossem examinados, como previsto na proposta inicial.

Dentre os professores examinados, 43% apresentavam algum distúrbio de laringe e, ainda, 38% destes apresentavam nódulos de cordas vocais já instalados ou esboço de nódulos (nódulo em fase de instalação). Observou-se a existência de professores com mais de uma patologia otorrinolaringológica associada.

Como a proposta de trabalho tinha caráter eminentemente preventivo e não curativo, a constatação do grande número de professores com patologias instaladas, necessitando de tratamento clínico, cirúrgico e terapêutico levou-nos a buscar no HSPM um atendimento prioritário a eles.

Em reunião com a diretoria da Clínica de Otorrinolaringologia ficou acertado que os tratamentos clínicos e cirúrgicos seriam prontamente atendidos e que as terapias, em virtude da lista de espera e do pessoal disponível, teriam que aguardar a chamada. Alguns encaminhamentos foram processados pelos médicos do HSPM, conforme acordo estabelecido.

CONCLUSÃO

Essa proposta, pioneira em termos de assistência fonoaudiológica aos profissionais a serviço da Educação no Brasil, teve uma grande receptividade, atendendo às reais necessidades do professor.

As avaliações registram o sucesso e a sua importância. Um levantamento do Departamento Médico evidenciou que os professores que freqüentaram os treinamentos desenvolvidos em 1985 não retornaram à clínica de otorrinolaringologia durante o exercício de 1986 para requerer novas licenças por problemas vocais. Sendo assim, cumpre-nos manter esta proposta, buscando sua ampliação, na tentativa de atingir o maior número possível de professores da Rede Municipal de Ensino.

Atualmente já estamos ministrando um curso formativo para alunos de quarto ano de magistério da EM de 1.º e 2.º Graus "Derville Allegretti", a única escola da Rede Municipal de Ensino que mantém esse curso.

A demanda de professores interessados em participar do Projeto de Saúde Vocal tem aumentado e, infelizmente, os recursos humanos disponíveis continuam os mesmos. Sendo assim, as listas de excedentes vêm se avolumando.

A atuação preventiva precisa ser mais incrementada no Brasil. É de suma importância que os professores tenham uma boa fala, uma boa voz.

O professor precisa receber um treinamento intenso e adequado para saber usar devidamente seu aparelho fonador. Muitos professores se lançam a um trabalho idealístico, cansativo, sem o mínimo conhecimento de técnica vocal e mesmo dos riscos orgânicos decorrentes do uso indevido da voz.

É mais um campo de trabalho esperando pelo fonoaudiólogo, que é o profissional capacitado pela sua formação (lei de 9 de dezembro de 1981) a atuar preventiva e terapeuticamente nos distúrbios da voz. Muitas vezes temos que trabalhar com equipes multidisciplinares, dependendo das necessidades dos nossos alunos e/ou pacientes. É importante ressaltar que raramente um problema vocal deve-se a uma única causa. Sendo assim, seu exame e tratamento são complexos. Muitos leigos, na ânsia de ajudar, enveredam por caminhos perigosos, aumentando muitas vezes a dificuldade, em vez de dar a solução.

A EDUCAÇÃO VOCAL NA RADIODIFUSÃO
Relato de Trabalho Fonoaudiológico Desenvolvido com Noventa Radialistas

Iára Bittante de Oliveira *

Principalmente aos radialistas:

"Todo homem tem direito à liberdade de opinião e expressão. Esse direito inclui a liberdade de receber e transmitir informações e idéias por quaisquer meios sem interferências e independentemente de fronteiras."

Artigo XIX — da Declaração dos Direitos do Homem.

Principalmente a nós fonoaudiólogos:

"As pessoas que vencem neste mundo são as que procuram as circunstâncias de que precisam e quando não as encontram, as criam."

Bernard Shaw **

INTRODUÇÃO

Os muitos recursos, tais como fala, gestos, expressões corporais e faciais, de que dispõem os seres humanos ao comunicarem suas idéias e emoções, ficam reduzidos a um só canal, quando esta comunicação é feita através do rádio — a voz e fala.***

Possivelmente, deste fato venha o fascínio que me envolve, quando tenho à frente um grupo de locutores para desenvolver algum trabalho.

Sei que a voz destes profissionais tem que ser fiel e partidária de suas emoções e intenções de comunicação. Isto constitui um desa-

---

* Fonoaudióloga clínica; professora de Terapia de Linguagem II, Reabilitação Fonoaudiológica Aplicada aos Distúrbios da Voz da PUC-CAMP; Coordenadora do Departamento de Distúrbios da Comunicação da PUC-CAMP; Mestranda do Programa de Distúrbios da Comunicação da PUC-SP.

** Acredito que tal citação torna-se significativa ao fonoaudiólogo brasileiro, cujo acesso aos discutíveis equipamentos terapêuticos eletrônicos é tão difícil. (Citação retirada do livro *Criatividade em Propaganda*, Roberto Menna Barreto, Summus Editorial, 1982, São Paulo.)

*** Voz e Fala — Estes termos aparecem juntos para chamar a atenção ao fato de serem considerados como interdependentes, neste processo.

fio à Fonoaudiologia. Eu a sinto tanto mais integrada a tais intenções quanto mais intensa torna-se a busca para utilizarmos bases teórico-científicas que possibilitem o aprimoramento necessário às nuanças e sutilezas intrínsecas à voz e à fala.

Quando ouvimos uma narração esportiva (pelo rádio) não há necessidade de entender de futebol para percebermos que o jogador está prestes a fazer um gol. Para isto, basta sentir a "empolgação" da voz e da fala do radialista.

A Fonoaudiologia enquanto técnica pode explicar tal "empolgação" pelo aumento da intensidade da voz, variação da entoação com predomínio de curvas melódicas ascendentes e aceleração do ritmo da fala do radialista, dentre outros aspectos.

Acredito que o leitor tenha compreendido, neste momento, quantos recursos um indivíduo que usa a voz profissionalmente pode descobrir que dispõe. Através do trabalho fonoaudiológico poderá usufruir destes, aprimorando-os e moldando-os às suas necessidades.

ALGUNS COMENTÁRIOS PRÉVIOS

A apresentação que se segue tem como objetivo transmitir experiências decorrentes do trabalho com profissionais radialistas ou aspirantes ao radialismo.

Minha experiência nesta área abrange variações, tais como: trabalho individual num esquema mais tradicionalmente clínico, trabalho com pequenos grupos também em clínica, incluindo acompanhamento do radialista junto à emissora e grupos de radialistas e aspirantes a radialismo em curso especializado promovido pelo SENAC (Serviço Nacional de Aprendizagem Comercial) de Campinas.*

Em termos de resultados finais, não posso dizer que tenha encontrado diferenças significativas nestes três tipos de atuação; porém, enquanto desenvolvimento de trabalho, sem dúvida os grupos do SENAC e a assistência dada ao profissional em seu local de trabalho constituíram-se as situações mais enriquecedoras.

Em ambas as situações ultrapassei meus limites clínicos, e na medida em que o fonoaudiólogo ultrapassa tais limites, assumindo a postura flexível de atuar diretamente "em campo", obtém-se, a meu ver, uma verdadeira situação de troca de experiências. Saindo de seus limites de "terapeuta" por formação ele se torna, neste momento, um elemento que absorve informações, as quais contribuem direta-

* Este curso está sendo desenvolvido no SENAC, sob licença do MEC.

mente para seu próprio aprendizado e crescimento. Encontra, além de tudo, um meio bastante fiel e rico para avaliar a eficiência dos seus métodos e técnicas de abordar educação ou reeducação. Tal situação desafia ainda sua versatilidade em aplicar e/ou adaptar de forma rápida o que sabe, para auxiliar o radialista, dando-lhe melhores condições para desempenhar seu papel. Este auxílio deve compreender a correção de falhas e o aperfeiçoamento de aspectos da comunicação oral, sendo necessário abordar todos os requisitos para isto. Tais mudanças são freqüentemente solicitadas a curto prazo.

APRESENTAÇÃO DO TRABALHO

Por razões já discorridas anteriormente, a estrutura do trabalho que iremos apresentar tem sua base nos grupos do SENAC.

Podemos considerar então:

Aspectos de relacionamento do grupo.

Achados psicológicos.

Aspectos técnicos do trabalho.

Conclusões.

ASPECTOS DE RELACIONAMENTO

Manter um bom nível de entrosamento entre todos os participantes do grupo deve ser uma preocupação constante. Isto contribui fortemente para o sucesso das técnicas aplicadas. Desta forma, devemos fazer com que todos os elementos sintam-se tranqüilos, não só para realizarem tarefas que dominam, como também para deixar que apareçam suas dificuldades. Em outras palavras, se o participante não se sente integrado e seguro em relação aos colegas, suas dificuldades poderão tardar em aparecer, custando mais para serem vencidas; isto, conseqüentemente, atrapalha o rendimento do grupo.

Iniciado no momento da apresentação de cada elemento, o processo interacional ao longo de todo o trabalho possui momentos formais e informais. Chamaremos de informais quaisquer conversas que venham ocorrer no grupo ou qualquer aparte que venha deste, em função de alguma situação específica que esteja acontecendo. Os apartes são demasiadamente comuns neste tipo de grupo. Eles podem facilitar muito a interação, desde que trabalhados e dirigidos ao assunto em questão, pois, do contrário, eles poderão ser revertidos em elementos de dispersão.

Podemos notar que existe um amadurecimento progressivo no processo interacional e isto é considerado na organização das etapas de trabalho. Ou seja, a princípio os participantes vivenciam individualmente as técnicas e na medida em que tanto o desempenho técnico como a integração do grupo progridem, propostas de dramatizações das mais variadas situações radiofônicas irão acontecer. Neste momento até propostas de trocas de papéis são feitas. Um locutor de rádio FM irá participar de uma equipe de narração esportiva, da mesma forma que um locutor esportivo irá participar de informativos ou jornais, e assim por diante.

ACHADOS PSICOLÓGICOS

Quando trabalhamos com o aprimoramento da voz e fala não podemos considerar tais aspectos apenas na sua forma externa. O indivíduo deve antes ser considerado na sua totalidade. Esta consiste de uma série de aspectos peculiares a ele, que fazem da "sua" voz e "sua" fala algo que se prolonga de seu próprio corpo e que o distingue por completo de qualquer outra pessoa. Portanto, como separar a voz e a fala da pessoa que a produz, para trabalhá-la?

A meu ver isto não é possível. Devemos considerar o indivíduo enquanto corpo, espaço que ocupa, sentimentos, formação cultural, profissão, personalidade, situação emocional em que se encontra naquele momento e tudo quanto possa ter relação com sua comunicação. Sem estas considerações estaremos correndo o risco de sermos somente técnicos e aí poderemos fazer muito pouco pela pessoa que nos procura.

O importante não é ter um grande número de técnicas e exercícios para se desenvolver com as pessoas, mas, sim, saber abordar e explorar ao máximo cada técnica, adaptada em função das condições e necessidades de quem as utiliza. A exploração destas técnicas, respeitando-se as qualidades e características naturais de cada radialista, no caso, trará resultados mais fiéis e ajudará a definir mais claramente o estilo profissional de cada um. Assim as qualidades do indivíduo estarão destacadas.

É muito comum o radialista mais novo tentar imitar o estilo de um outro. Isto, muitas vezes, traz insegurança a quem o faz, quando este não possui as características pessoais do outro. Por exemplo, um radialista com características vocais mais agudas, ao tentar imitar um outro profissional que possui uma voz mais grave, estará forçando suas estruturas laríngeas, o que lhe poderá causar danos.

Neste sentido, o radialista é estimulado a buscar seu próprio estilo, a descobrir seus potenciais e desenvolvê-los ao máximo.

Alguns traços da personalidade destes profissionais podem ser destacados agora.

Percebemos de forma geral que o radialista é pessoa extrovertida, falante, capaz de mudanças rápidas no que se refere a comportamentos de voz e fala. É também bastante sensível e intuitivo. Isto o ajuda a perceber espontaneamente o que deve mudar e o faz usando de bom senso.

Numa visão de conjunto é "barulhento", nada deixa passar sem expor opiniões, possui crítica apurada em relação aos outros e a si próprio. Possui uma facilidade, inata talvez, para a fala. A partir de um mínimo estímulo verbal, pode falar minutos seguidos; tem o dom do improviso.

Principalmente o locutor esportivo está sempre às voltas com brincadeiras que envolvem fala. Parece sentir necessidade ou prazer em desenvolver atividade com os órgãos fonoarticulatórios.

Busca, de maneira geral, "a beleza" da voz. A maioria deles possui aprimorada musicalidade corporal e muito ritmo. Percebemos que o canal mais fácil para atingi-lo é o auditivo. Quando queremos, por exemplo, trabalhar aspectos de sua fala como entoação ou ritmo, nenhuma demonstração visual é necessária. Quase sempre, basta fazer a melodia da fala que se pretende ou, no caso do ritmo, marcá-lo por exemplo na mesa, que a grande maioria entenderá o que se quer.

Possui também muita versatilidade e comumente encontra-se entre os grupos, que participam dos cursos, pessoas com facilidades incríveis para imitar com perfeição a fala de políticos, humoristas, artistas ou até os próprios colegas.

Percebemos também diferenças em subgrupos; por exemplo, os radialistas de FM, de programas sertanejos, locutores esportivos, locutores de jornalismo etc., possuem peculiaridades que marcam tais grupos entre si, as quais não serão enfocadas aqui, por serem além do objetivo deste texto.

Ainda é interessante destacar que o nível de escolaridade e formação profissional anterior à de radialista é dos mais variados, predominando o nível universitário incompleto (o que pode ser interpretado por desagrado em relação ao que estavam fazendo). Tivemos oportunidade de conhecer radialistas desde o nível secundário até o universário completo, sendo alguns deles formados em Biologia, Direito, Jornalismo, Economia, Administração de Empresas etc.

Revendo todas estas considerações torna-se claro o caminho do dinamismo, praticidade, flexibilidade no planejamento de técnicas e até mesmo humor, quando trabalhamos com eles.

ASPECTOS TÉCNICOS DO TRABALHO

Podemos apresentar as etapas de trabalho, ressaltando mais uma vez que o mais importante são as atividades exploratórias e nem tanto as técnicas.

São estes os itens abordados:

1. Conhecimento dos participantes (através do levantamento de dados):

aspectos pessoais;

aspectos profissionais;

aspectos relativos à produção da voz e fala;

sintomas vocais negativos;

hábitos que impliquem em abusos vocais.

2. Fisiologia da voz e fala.

3. Higiene vocal.

4. Postura — relaxamento.

5. Respiração.

6. Voz e ressonância.

7. Articulação (dicção) — ritmo.

8. Coordenação da respiração — fonação — articulação e associação destas às variações do ritmo.

9. Entoação aplicada à fala e às diferentes situações do rádio.

10. Reunião das técnicas aplicadas a:

comerciais;

informativos;

jornais;

locução esportiva e outros.

11. Avaliações:

somente com a fonoaudióloga;

em equipe: fonoaudióloga, radialista, professor da disciplina de Locução de Jornalismo e Variedades e radialista professor de Locução Esportiva.

1. CONHECIMENTO DOS PARTICIPANTES

Como trabalhar com um grupo sem conhecê-lo?

Senti-lo, saber de suas peculiaridades e expectativas diante de nosso trabalho, enfim, saber com que tipo de pessoas iremos lidar e sob que condições, torna-se muito importante.

Por se tratar de trabalho com grupos em torno de vinte pessoas, gravamos amostras de fala, porém com tempo mais reduzido do que o de uma avaliação normal. Isto é feito enquanto o participante se apresenta. É pedido a ele que responda basicamente aos seguintes itens:

qual a rádio em que atua;

qual a sua área no rádio;

idade, formação profissional e tempo de profissão;

se existe alguma limitação quanto à voz e fala quando desempenha sua função e, finalmente,

quais as suas expectativas em relação ao curso.

Com esta relação de questões, além do levantamento de dados pessoais e profissionais do participante, dispomos de um tempo de fala gravada, e ainda observamos aspectos tais como:

1. postura empregada ao falar;

2. dados de tensão geral e específica;

3. sintomas visuais negativos ao falar, como engurgitamento de veias e tendões no pescoço, ou qualquer outro dado que nos leve a concluir que o indivíduo está forçando estruturas no momento da produção da voz;

4. dados quanto à respiração e coordenação pneumofônica, como: tipo de deslocamentos da caixa torácica durante a respiração, uso de ar de reserva, alteração do ritmo da fala, do volume da voz em função da má coordenação pneumofônica e outros;

5. dados quanto a problemas articulatórios em geral, incluindo-se a observação do uso exagerado do fonema |r| de forma retroflexiva, muito comum em nossa região;

6. dados quanto à voz e equilíbrio de ressonância.

Os sintomas vocais negativos e os abusos vocais são pesquisados em fichas que os radialistas respondem por escrito.

FISIOLOGIA DA VOZ E FALA

Neste item abordamos somente o aspecto anatomofisiológico dos órgãos da fonação e articulação. Preocupamo-nos antes de tudo, em mostrar a importância de usarmos estas estruturas de forma harmoniosa em proveito do melhor desempenho possível. O papel da técnica como auxiliar neste processo é colocado e discutido. Amostras de gravações de diferentes locutores são utilizadas como recurso, tanto de locutores que possuem limitações em seu desempenho, como daqueles que sabem aproveitar de todos os seus recursos técnicos.

Para encerrar este tema, levamos os radialistas a refletirem sobre as diferenças que obtemos entre uma comunicação onde o emissor e o receptor estão presentes no contexto e ambos dispõem de todos os recursos auxiliares para entender e se fazer entendidos e a comunicação em que apenas um deles está presente, ou seja, quando o rádio é o meio.

É apresentado a eles o "Circuito da Comunicação" na maneira convencional e depois um circuito, adaptado, como o que se segue:

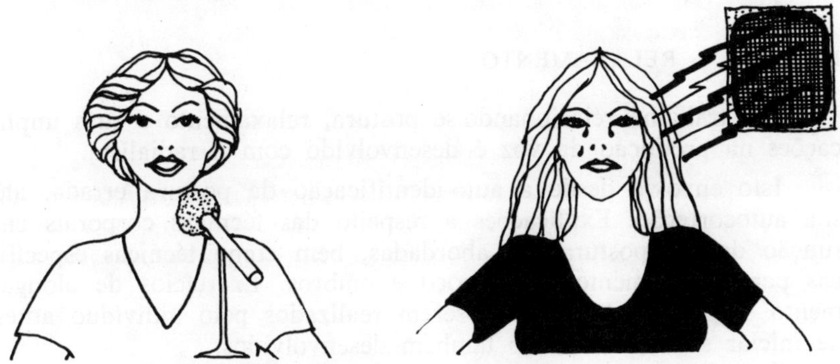

E meio de comunicação — Rádio R

E — transmite idéias e emoções somente pela voz e fala.
R — dispõe somente do canal auditivo para interpretar a mensagem.

Como vemos, todos os recursos disponíveis (visual, auditivo e contextual) num circuito convencional de comunicação são reduzidos, neste caso, para os auditivos.

A partir daí torna-se mais fácil para um radialista avaliar o quanto é importante utilizar, da melhor maneira possível, os recursos vocais e de fala de que dispõe, de modo a compensar as limitações que o meio (rádio) lhe impõe na transmissão de suas mensagens.

Para compreensão do funcionamento dos órgãos da fonação e articulação também são utilizados recursos esquemáticos. Estas demonstrações são feitas à medida que cada etapa é trabalhada com o grupo.

HIGIENE VOCAL

Para trabalharmos este item nos baseamos, a princípio, em todos os dados obtidos no item 1 deste trabalho, quando pesquisamos hábitos, abusos e sintomas vocais negativos.

As orientações de higiene vocal mantêm-se como base durante todas as etapas, seguindo um caminho que resumidamente pode ser traçado como: alerta ao comportamento inadequado, conscientização de seus efeitos e implicações diretas ou indiretas em um ou mais aspectos da produção vocal e da fala e, finalmente, proposta para eliminação do comportamento negativo, modificação ou adaptação, dependendo das circunstâncias ou necessidades.

POSTURA — RELAXAMENTO

Um trabalho relacionando-se postura, relaxamento e suas implicações na produção da voz é desenvolvido com o radialista.

Isto envolve desde a auto-identificação da postura errada, até sua autocorreção. Explicações a respeito das técnicas corporais em função da má postura são abordadas, bem como técnicas específicas para relaxamento de pescoço e ombros. Exercícios de alongamento e preparo do corpo a serem realizados pelo indivíduo antes de iniciar seu trabalho são também desenvolvidos.

Neste item nos preocupamos em desenvolver as técnicas de tal forma que o radialista não dependa de nossa presença para conseguir colocá-las em prática.

É importante também explorarmos a idéia de que não é pelo fato deste tipo de profissional não ser visto e ser somente ouvido, durante seu trabalho, que a expressão corporal deva ser esquecida. Ao contrário, incentivamos para que ela apareça. As reações corporais influenciam, ajudando a expressão da voz e fala.

RESPIRAÇÃO

Como em qualquer proposta de trabalho com respiração, interessa-nos aqui a adequação do tipo respiratório, aumento da capacidade pulmonar compatível com as necessidades físicas e de fala do indivíduo e um bom controle da musculatura respiratória.

É claro que não podemos também deixar de lado o desenvolvimento de uma consciência destes estados, chamando a atenção da pessoa para valorizar as informações proprioceptivas e interoceptivas neste processo.

Procuramos dinamizar ao máximo este trabalho, tentando adaptar os exercícios e a maneira de fazê-los ao cotidiano da vida das pessoas. Em outras palavras, não podemos querer que uma pessoa interrompa uma série de afazeres para realizar exercícios respiratórios, pois provavelmente ela não dispõe deste tempo.

Um tempo áfono mínimo é exigido e controlado quantitativa e qualitativamente, considerando-se que este tipo de profissional necessita, às vezes, ter um tempo de fonação aumentado. Pelas circunstâncias peculiares à locução, um bom preparo a nível de base respiratória deve ser considerado.

VOZ E FALA PROPRIAMENTE DITOS

Todos os aspectos que nos propomos a trabalhar devem estar inter-relacionados e a pessoa que os experiencia deverá percebê-los. Além disto, a nosso ver, ela deve sempre ter consciência do que acontece com ela em relação a cada um destes aspectos e tê-los sob seu controle, de tal forma que ela saiba utilizá-los na hora certa, adequando-os às necessidades do momento.

É no item "ressonância" que o radialista vai iniciar a conscientização a respeito da inter-relação dos aspectos. Ele deverá perceber que a potência de sua voz, bem como a clareza de seu timbre, não dependem somente da exploração e bom aproveitamento de suas estruturas de ressonância, infra e supraglóticas, mas, sim, que todo este processo depende ainda de uma postura correta, da normotonia geral e específica de órgãos fonoarticulatórios, do sopro expiratório controlado e com apoio diafragmático.**

A partir deste momento, exercícios de coordenação pneumofônica são desenvolvidos, agregando-se a estes exercícios para adequação da articulação. Neste ponto nos propomos a "amenizar" a produção de forma retroflexiva acentuada no arquifonema {R}, muito comum na região de Campinas. Não pretendemos neutralizar regio-

* Não discorreremos aqui a respeito de detalhes quanto à coaptação de cordas vocais e sua relação com o uso do "tom ótimo", principalmente pelo fato de este trabalho não envolver pessoas com perturbações vocais decorrentes de desvios da altura tonal durante a fonação, o que já se constituiria num distúrbio.

nalismos de forma alguma, porém, no caso específico deste arquifonema, todos que assim o emitem são unânimes em querer mudá-lo quando fazemos a proposta. Um [bowataʤdʒi] "soa muito mau NO AR".

Técnicas de mascado vocal entram aqui, como uma proposta para ajudar não só na projeção da voz como na melhora da articulação de um modo geral, pela maior amplitude dos movimentos mandibulares.

Acrescentamos ao processo já desenvolvido nas áreas de respiração, voz e articulação um trabalho em ritmo. Aqui tomaremos o cuidado de levar o indivíduo a empregar os mais variados ritmos, do lento ao acelerado, sem provocar alterações nas demais qualidades da voz e fala. O radialista necessita de um domínio especial neste ponto, para poder manter a fala de forma acelerada, como numa narração de futebol ou em alguns comerciais * ou, ainda, para desacelerar esta fala como forma de chamar a atenção do ouvinte para um determinado fato. Isto ele fará, sem no entanto provocar desarmonia nos aspectos, como comumente ocorre em casos onde a pessoa, ao falar de forma mais rápida, diminui a amplitude de sua mandíbula, muitas vezes deixando de coordenar sua respiração com a fonação, levando a um prejuízo de inteligibilidade da fala. Ao transportarmos este exemplo para a narração de futebol que nos referimos a pouco, concluímos que o ouvinte terá dificuldades em entender o que o locutor está dizendo.

Acreditamos que o leitor tenha percebido a importância de manter um equilíbrio entre todos os elementos da voz e fala e que uma relação de dependência entre eles deva existir para que esta harmonia esteja presente.

A abordagem com entoação seria um último elemento importante, acrescentado ao processo. Mostramos então os diversos sentidos que um vocábulo ou frase podem assumir em função de diferentes combinações melódicas. Abordamos desde curvas mais simples de serem percebidas, como no caso das afirmativas, exclamativas e interrogativas, até variações melódicas onde entoação, intensidade e duração são exploradas e combinadas de muitas formas.

Tudo o que foi trabalhado até então será utilizado nas mais variadas situações de locução. Neste momento tudo é feito com microfone ** e gravações controladas por operador em cabine. Desta

---

* Muitos destes radialistas atuam em TV ou firmas especializadas em comerciais, onde os segundos são bem demarcados.

** Na realidade, o trabalho com microfone é iniciado a partir do item articulação, para que dentre outros fatores o controle de sopro expiratório seja aprendido, evitando-se distorções, principalmente nos sons |p| e |s|.

forma, sempre que necessário a gravação é lançada por meio de caixas de som ao grupo para análise, comparações ou correções.

Primeiramente exploramos a propaganda. Aqui o radialista deve aplicar tudo o que aprendeu de acordo com o tipo de propaganda, a que espécie de público destina-se, com que propósito etc... Por exemplo, a colocação da voz, entoação, ritmo e intensidade que se emprega no comercial de um restaurante requintado e aconchegante deve ser completamente diferente do que será empregado em um comercial de liquidação de uma loja de tecidos ou de uma discoteca da moda. A seguir, situações de informativos, jornais, variedades e locuções esportivas são trabalhadas. Valorizamos aqui a atuação em equipe, uma vez que a maioria das locuções se realiza nas rádios desta forma. Com os elementos montando variadas programações radiofônicas criamos a oportunidade de eles participarem não só nas áreas que já atuam normalmente, como também experimentar outros tipos de locução, de tal forma que estes radialistas tenham a oportunidade de avaliar suas *performances* em outros campos.

O nosso trabalho nesta fase é o de orientar o radialista no momento em que ele está falando, em relação não só a algo que esteja inadequado, mas também a tudo o que está correto. Assim, estamos garantindo boas condições de automatização ou controle de tudo o que foi aprendido.

Especificamente para os grupos do SENAC, nesta fase dispomos de professores radialistas tanto na área de locução esportiva como de jornais e variedades onde, juntos, porém cada um no seu papel, vamos dar o retorno de tudo o que está acontecendo aos participantes. Atuamos desta forma não só para orientação como também para uma avaliação final.

CONCLUSÃO

Torna-se difícil transpor para a escrita um trabalho cujo tema central seja a voz e a fala. Elementos sonoros vivos, voz e fala não podem existir sem o corpo que os produz.

Logo, corpo-voz-fala são um só elemento. Quando trabalhamos com um, automaticamente estaremos trabalhando com os outros. O que parecia técnico torna-se também uma arte. É desta forma que eu sinto um trabalho estético com voz e fala. Quem quer que o realize se dará conta de estar buscando a harmonia e a beleza entre estes três elementos.

Nesta busca, tentamos fazer o melhor, sendo que o melhor pode nunca chegar a ser o ideal.

O radialista ou qualquer pessoa que busca o aprimoramento levará muito para consegui-lo. Este trabalho é um começo. É desta forma que eu vejo estes grupos, como um começo.

TERAPIA E ARTE
UM ENCONTRO FELIZ NO TRABALHO DE VOZ

Celina Dias Kresiak *

Há muito para dizer sobre esse tema que tem sido uma busca constante para mim. O que pretendo contar aqui é a minha experiência no trabalho de voz, aliada ao meu processo de vida. Relatarei como e por que cheguei à junção do trabalho terapêutico com a arte.

O QUE FAZER?

Nos anos de faculdade tive muito pouco interesse pelo estudo de voz. Praticamente excluía esse tema da minha área de atuação.

Ao me formar e iniciar o atendimento clínico, senti que eu mesma estava com sérios problemas de voz. Sentia cansaço ao falar, rouquidão, dor na garganta; enfim, os conhecidos sintomas de má utilização da voz. Fiquei decepcionada com a minha falta de conhecimento sobre o assunto e com a pouca consciência do que acontecia comigo.

Procurei a fonoaudióloga Eliza Cattoni, que me fez perceber as minhas dificuldades e o porquê delas. Ao sentir a mudança que a terapia de voz me proporcionou, comecei a me interessar mais pelo assunto e descobri que o trabalho de voz poderia ser muito diferente do que eu imaginara.

Ao mesmo tempo em que me interessava pelo estudo de voz, sentia-me desestimulada a atuar como fonoaudióloga. Atuava em várias áreas e com várias patologias, vivendo o desespero típico de recém-formada, sem ter um objetivo claro sobre a profissão.

A falta de interesse pelo trabalho deixava-me insatisfeita e insegura. Optei por abandonar a profissão e estava a tal ponto descontente que tinha certeza de ser essa uma decisão definitiva.

---

* Fonoaudióloga, formada pela Pontifícia Universidade Católica, professora de voz no Teatro Escola Macunaíma, membro do Centro de Estudos Natzê Arte & Terapia.

Fiquei quase dois anos sem atuar como fonoaudióloga e neste período dediquei-me a outras atividades totalmente diferentes, numa busca constante por uma experiência profissional com a qual realmente me identificasse.

Entre outras coisas, passei algum tempo no campo, onde aprendi a viver melhor o presente e refletir sobre o passado.

Agora me vem à lembrança a seguinte citação:

"No momento, sentado sob um Jovem Limoeiro — o cheiro doce de suas flores brancas exige uma condição para ser percebido: parar. Sentar sem pressa, sem a intranqüilidade que nos priva de viver o aqui-agora, sem a inútil pré-ocupação de um futuro que nunca chega como queremos nem a nostalgia do momento que se passou" (Hiroshi Seó, E., *Unidade da Vida*, São Paulo, Editora Spade, 2.ª ed., p. 17).

INCORPORANDO A VOZ

Ao voltar à cidade, meu primeiro passo foi procurar um suporte terapêutico.

Por uma grande sorte conheci a somaterapia, processo terapêutico e pedagógico criado por Roberto Freire, com grande enfoque político-anarquista que, através de exercícios e jogos corporais, procura desenvolver na pessoa o seu potencial criativo e libertário.

Tal processo foi uma transformação na minha postura de vida. Senti que a fonoaudiologia era realmente o que eu queria, mas não como eu a exercera até então. Decidi voltar ao trabalho delimitando *o que, com que* e *onde* gostaria de atuar. O estudo de voz era meu interesse mais forte e comecei a procurar a minha forma de atuar nessa área.

Na terapia, já procurando desenvolver o trabalho de voz, percebi o quanto estava bloqueada minha comunicação não-verbal e, em grau maior ainda, a comunicação verbal. Percebi a importância de me conhecer e me comunicar melhor antes de trabalhar um instrumento de comunicação dos outros, a voz.

Vivenciei diversos trabalhos corporais: Ioga, Tai-chi-chuan, dança etc. Descobri novas sensações e movimentos corporais, a possibilidade de criação e expressão através do corpo e o prazer de dançar.

Os trabalhos corporais trouxeram-me uma consciência corporal totalmente nova que me fez entender melhor a relação entre corpo, voz e emoção.

Procurei pesquisar essa relação enquanto vivenciava os trabalhos. Alguns nomes foram importantes para mim no desenvolvimento desse tema: Wilhelm Reich, Frederick Perls, Alexander Lowen e outros.

Destaco também o nome do psiquiatra José Ângelo Gaiarsa. Foi muito importante, foi mesmo vital ler seus livros e vivenciar alguns de seus trabalhos, pois com ele aprendi a respirar. Respirando plenamente consegui sentir a real relação da respiração com a voz.

Constatei que, ao trabalhar a voz e a respiração de alguém, eu estava lidando com coisas muito mais profundas do que minha experiência anterior permitira captar.

Lendo Gaiarsa, encontrei a seguinte referência sobre a respiração:

> "No tórax o processo vital ocorre de forma eminente.
>
> No reino dos símbolos, Sangue é Vida e Ar é Espírito.
>
> No peito, Espírito e Vida se confundem — os dois em movimento.
>
> O peito é o lugar do mistério.
>
> Angústia é a oposição entre o Espírito e a Vida.
>
> Angústia é Inibição Respiratória
>
> O mundo da palavra é rico pelo que tem de anseio, de ênfase — de MÚSICA.
>
> É erro atribuir ao significado da palavra o que pertence à música da voz
>
> A música da voz é o som da respiração."

Gaiarsa, J. A. — *Respiração e Angústia,* S. Paulo Editora e Livraria Informática Ltda., 1971, 1.ª ed., p. 163.

A VOZ E A FALA ENTRAM EM CENA

Por mais que os trabalhos terapêuticos e corporais me trouxessem uma nova consciência e me mostrassem novas perspectivas do trabalho, sentia falta de uma motivação maior.

Da mesma forma que descobri a dança e a possibilidade de criação corporal, buscava também uma satisfação maior no trabalho de voz. O que pode ser mais gratificante num trabalho que o prazer em fazê-lo?

Faltava-me justamente o prazer em fazer os exercícios vocais e passá-los de forma também prazerosa. Foi assim que procurei a experiência teatral, primeiro experimentando os jogos teatrais e depois atuando como professora de voz em teatro.

Aprendo muito com o teatro. No começo tratava meus alunos como se fossem pacientes. Felizmente, meus alunos não aceitaram o papel de pacientes em conseqüência dessa minha postura. Recebi críticas muito construtivas. Percebi que eu não estava no meio teatral para atuar como terapeuta de patologia de voz e de fala. Minha função era dar condições ao aluno para desenvolver sua voz e fala, descobrindo o potencial e as limitações de seu instrumento vocal.

Existem muitos alunos que necessitam, de fato, de atendimento terapêutico. Casos de disfluência, deglutição atípica, disfonia e outros distúrbios são freqüentemente encontrados e em geral os atores são assessorados por profissionais sem o preparo de um fonoaudiólogo.

Em contraposição, como fonoaudióloga, tive que estudar muito para compreender a necessidade do trabalho de voz no teatro.

O teatro fez-me buscar formas mais criativas de trabalhar e também aguçou mais a minha observação. Comecei a dar mais importância à dicção e à fala dos alunos. Senti que a maior dificuldade de entender o que meus alunos falavam em cena era devido à má dicção e notei então que a maioria falava de maneira tão "relaxada" quanto na vida real.

Algumas dificuldades aparecem mais nitidamente em cena do que no dia-a-dia. Muitos alunos não se preocupam em fazer pausas na fala, acentuar as palavras, dar a entoação adequada, graduar o volume de voz e utilizar bem o ritmo da fala. Muitos mal escutam a si mesmos e aos seus parceiros.

Todos esses itens, quando bem utilizados, podem dar vida ao texto ou destruí-lo, se mal empregados. Portanto, é muito claro para mim a impossibilidade de trabalhar voz e fala no teatro, separado do trabalho de interpretação. Para fazer essa integração procuro sempre trabalhar junto aos professores de interpretação.

O trabalho no teatro fez-me perceber o quanto eu mesma descuidava da minha fala. Como eu poderia exigir dos alunos mais cuidado com a fala e a dicção, se eu mesma não o tinha?

Lendo Stanislavski comecei a incorporar o que ele chamava de "sensação das palavras" e a transportar essa idéia para a prática, mesmo no trabalho clínico.

Stanislavski coloca de maneira muito clara a importância da voz e da fala para o ator:

"Todo ator deve assenhorar-se de uma excelente dicção e pronunciação, deve sentir não somente as frases e as palavras, mas também cada sílaba, cada letra."

"Nunca se deve usar no palco uma palavra sem alma ou sem sentimento. Lá as palavras não se podem apartar das idéias tanto quanto não se podem apartar da ação. Em cena, a função da palavra é a de despertar toda sorte de sentimentos, desejos, pensamentos, imagens interiores, sensações visuais, auditivas e outras, no ator, em seus comparsas e por intermédio deles — no público." *

CANTAR, QUE GOSTOSO!

Fui sentindo cada vez mais uma ligação forte entre o meu desenvolvimento pessoal e do meu trabalho. A cada barreira que quebrei a nível pessoal correspondeu um passo à frente a nível profissional.

Mas, pessoalmente, ainda sentia uma grande frustração. Mesmo pesquisando e trabalhando a minha própria voz, pensava que nunca poderia utilizá-la para o canto. Desde pequena julgava-me terrivelmente desafinada e achava difícil ultrapassar essa limitação.

Nancy Miranda, cantora e professora de canto, mostrou-me que eu poderia cantar. Foi tremendamente prazeroso conhecer a minha voz cantada. Surpreendi-me ao perceber como fora possível ter trabalhado voz por tanto tempo sem notar os mecanismos que me levavam a bloqueá-la para o canto.

Cantando aprendi a brincar com a voz. Explorei a ressonância como nunca havia conseguido na fala. Senti o canto como a forma mais agradável de trabalhar a voz.

Gosto de cantar e cantando trabalho a respiração, a ressonância, a articulação em qualquer hora e lugar.

O canto e os trabalhos terapêuticos, corporais e teatrais também sensibilizaram a minha maneira de ouvir as pessoas. Hoje estou mais atenta ao ouvir as pessoas com quem trabalho de forma mais global, dando mais valor à minha intuição, pois esta, aliada ao conhecimento, só pode enriquecer a qualidade da observação.

Comecei a unir o trabalho de voz cantada ao de voz falada, tanto quanto possível, também no trabalho clínico. Timidamente fui utilizando instrumentos musicais nos exercícios de vocalização.

---

* Stanislavski, C., *A Construção da Personagem*, Rio de Janeiro, Ed. Civilização Brasileira, 1986, 4.ª ed., p. 138.

Cantando e procurando fazer exercícios com o piano, fui descobrindo a música.

Ainda não tenho muito a dizer sobre a música e o meu trabalho. Diria simplesmente que a música foi mais uma descoberta feita através da voz e que me trouxe novas noções sobre o som. Além disso, tenho vontade de ficar horas brincando com um instrumento.

"Como é bom poder tocar um instrumento" (Caetano Veloso).

INTEGRAÇÃO, POR QUE NÃO?

Hoje sinto que à medida que temos um objetivo de trabalho que realmente se relacione com nossos objetivos de vida, novos caminhos abrem-se e o desejo de percorrê-los aumenta.

Ao fazer esse relato sobre a minha experiência na área de voz, quero deixar claro que não julgo que esse seja o único caminho e sim que esse foi o mais adequado às minhas expectativas e aos meus interesses. Cada um pode e deve descobrir o seu caminho.

Tive vivências e descobertas em várias áreas, trabalho com profissionais de formações variadas e me utilizo desses conhecimentos na minha atuação como fonoaudióloga. Tudo o que utilizo no trabalho, experimentei e pesquisei, o que me dá segurança para acreditar no que faço e continuar nesse caminho.

Meu objetivo atualmente é tentar integrar ciência e arte dentro do que me proponho a fazer.

Lembro-me sempre de uma frase do ator Sílvio Zilber, numa aula que deu para a equipe de professores do curso básico de teatro, do Teatro-Escola Macunaíma, quando era seu diretor:

"A ciência pergunta: — Por quê?

A arte pergunta: — Por que não?"

Essa colocação foi muito importante dentro do que eu estava procurando.

Da mesma forma que utilizo o conhecimento do trabalho clínico no teatro, por que não levar o teatro, a dança, o canto e outras formas de manifestação artística para dentro da clínica, na medida do possível?

Muitas pessoas me ajudam a desenvolver este projeto, como fonoaudiólogos, cantores, professores de canto e expressão vocal e outros profissionais que não trabalham diretamente com a voz.

A troca de conhecimentos entre profissionais de áreas diferentes é fundamental. Como fonoaudióloga e como pessoa, acho que cresci muito ao me abrir para novas experiências. Felizmente não sou onipotente, assim como ninguém o é. Também posso dizer que nenhuma ciência e nenhuma arte se completa por si só.

O TRABALHO DO FONOAUDIÓLOGO NO TEATRO

Maria do Carmo Bauer *

O trabalho do fonoaudiólogo junto aos elencos é de enorme valia e necessidade. Mas, todas as vezes em que sou consultada sobre como desenvolver esse trabalho, sobre aquilo que o diferencia do trabalho com outros profissionais da voz, eu fico sem saber responder pronta e objetivamente. Eu sei fazer e nem sempre sei responder como eu faço. Talvez isso se deva à minha formação.

Já fui, por várias vezes, convidada a estruturar um curso destinado a fonoaudiólogos que quisessem trabalhar com atores e, na hora de elaborar o curso em termos de materiais e programas a serem desenvolvidos, eu desisto. Seria um curso prático? Teórico? Quais as matérias práticas? Quais as teóricas? Não sei.

Tenho pensado muito sobre isso porque cada vez sou mais procurada por colegas que gostariam de fazer o trabalho que eu faço e não chego a uma conclusão.

A minha experiência mostra que, em termos ideais, o fonoaudiólogo que quisesse desenvolver esse trabalho precisaria, antes de tudo, freqüentar um curso para a formação de atores, mesmo sem se tornar um ator ou atriz.

No meu caso, antes de me formar fonoaudióloga, me formei pela Escola de Arte Dramática de São Paulo. Durante 4 anos (o mesmo tempo de duração do curso de Fonoaudiologia) eu me preparei para ser atriz. E, apesar de não ser minha profissão atual, eu ainda trabalho como atriz. Isto me dá a vivência dos problemas que o ator enfrenta. Sinto esses problemas com muita intensidade.

Estou convencida de que de todos os profissionais da voz (professores, advogados, cantores e locutores) o que se expõe mais, o que

* Fonoaudióloga formada pela Pontifícia Universidade Católica de São Paulo. Professora de Técnica e Expressão Vocal da Escola de Comunicação e Artes da Universidade de São Paulo.

precisa de um atendimento diferenciado, por parte de um fonoaudiólogo, é o ator. Não estou "puxando brasa para minha sardinha", mas quero chamar a atenção do fonoaudiólogo, que pretende trabalhar com atores, para o seguinte:

É verdade que o ator não é o único que tem a voz como um dos instrumentos de seu trabalho (além do corpo), mas ele a usa de maneira e em condições completamente diferentes dos outros profissionais da voz.

O ator é personalidade criadora. Ele projeta e cria uma obra de arte e, ao mesmo tempo, é essa obra de arte. Como dizia Max Reinhardt, "o ator é, ao mesmo tempo, escultor e estátua". No ator estão unidos a personalidade criadora, o material, o instrumento, a própria obra — organicamente não lhes é dado viver separadamente.

O ator empresta seu corpo e sua voz para que o personagem (que não é ele) possa ter vida. E isto não acontece impunemente. Acarreta uma série de dificuldades que nenhum outro profissional da voz enfrenta e que não pode ser ignorado pelo fonoaudiólogo que pretende trabalhar com atores.

Se nos lembrarmos de algumas regras de higiene vocal que "nos ajudam a manter nossa voz boa e forte", nós vamos ver logo que, freqüentemente, o ator é obrigado, pelo próprio trabalho de criação do personagem, a infringir essas regras.

Como dizer, por exemplo, para um ator: "Evite gritar em qualquer situação"; "Evite falar muito quando estiver cansado, com a garganta seca ou quando estiver sob tensão"; "Mantenha a cabeça ereta quando fala"? Isto freqüentemente é impossível.

O ator (e o ator de teatro é mais sacrificado que o de cinema e o de televisão) enfrenta o fato de ter que ser ele mesmo (ator) e o outro (personagem) dizendo um texto de um terceiro (o autor). Como ator ele precisa saber o texto de cor — como personagem ele não pode saber o texto de cor; como ator ele precisa de uma voz bem colocada, precisa articular muito bem, respirar muito bem. Como personagem, nem sempre; às vezes o personagem é a negação de tudo isto.

Como dizer para o ator evitar falar sob tensão? — E a estréia? E a busca, muitas vezes angustiante do personagem, durante os ensaios?

Como dizer para o ator evitar falar quando estiver cansado? E os ensaios que se prolongam muitas vezes até de madrugada sem condições ideais: salas cheias de fumaça, empoeiradas, com cheiro de mofo e umidade — como geralmente são os nossos teatros ou salas de ensaios?

Em princípio, o trabalho com atores é igual a qualquer outro. Isto é: a colocação de vozes para o ator é a mesma que para qualquer outra pessoa; a respiração é a mesma, a articulação é a mesma. Não existe impostação de voz para gente de teatro, nem respiração — as exigências são outras. As condições de trabalho são outras.

Quando eu trabalho com um ator que não está ensaiando ou representando, o trabalho é igual àquele que desenvolvo com qualquer outra pessoa que me procura para uma reeducação vocal. Não estou falando em patologias (no caso de patologias a terapia é a mesma para atores ou não-atores, é lógico).

Quando o ator está trabalhando, as coisas mudam um pouco. E o fonoaudiólogo precisa saber disto. Como resolver os problemas que surgirão com a criação de certos papéis? Como resolver a situação que o ator enfrenta, de estar falando consigo mesmo (num monólogo, por exemplo) ou quando ele fala com outro personagem e para uma platéia de, às vezes, mais de mil pessoas? Por tudo isto o trabalho do fonoaudiólogo com atores é diferente.

Talvez não cheguemos ao extremo de concluir pela necessidade de um curso de formação de atores, mas é indispensável que o fonoaudiólogo conheça um pouco do ato de representar e reconheça que não é apenas o ato de dizer um texto previamente decorado. É muito mais que isso, é muito mais complexo!

A FONOAUDIOLOGIA NO TEATRO

Cristiana Caribé Lima Bernhard *

Dentro do âmbito da Fonoaudiologia, o trabalho em teatro é ainda recente e sujeito a muita transformação. Da experiência que tenho tido em uma escola de teatro e com grupos de atores amadores, tratarei de colocar em questão alguns assuntos que considero importantes, tais como: a diferença entre o trabalho teatral e clínico, a postura do fonoaudiólogo e a relação com outros profissionais de teatro. Sendo este um espaço novo de atuação, abre-se um campo para ampla discussão e aprendizado, possibilitando a futura especialização do fonoaudiólogo nesta área.

Minha atuação no teatro teve início devido a um interesse particular pelo trabalho com voz. Sem muita experiência adentrei num espaço que me fez crescer profissional e pessoalmente. Fui descobrindo passo a passo a necessidade de um ator com relação a sua voz, o seu corpo e o seu texto, o mais amplamente possível.

Com o tempo, fui percebendo que existem alguns pontos que devem ser considerados para a atuação do fonoaudiólogo no teatro. Há uma grande dificuldade em estabelecer a diferença entre o trabalho clínico e o trabalho teatral. Embora o papel profissional do fonoaudiólogo seja o mesmo, a população atendida no teatro é muito distinta. Seus objetivos e necessidades com relação à voz são particulares e diferenciados. Na clínica recebemos um paciente com problema orgânico ou funcional, gerando um mau uso da voz.

Existe o fator emocional, em maior ou menor grau, interferindo nesse indivíduo. Poderemos dizer que a emoção dificulta, junto com outros fatores, a projeção da voz.

No teatro não existe o paciente. Existe um grupo de pessoas que solicita o trabalho do fonoaudiólogo. Não vamos trabalhar com

---

* Fonoaudióloga formada pela PUC-SP; professora de Expressão Vocal no Conservatório de Arte Dramática Emílio Fontana e de grupos de teatro amador.

problema orgânico ou funcional, e sim com a prevenção de problemas; o fator emocional não interfere e, sim, colabora com a projeção da voz. O indivíduo (o ator) busca uma emoção de dentro de si para colocar fora (na personagem) que depois volta a estar dentro (da mesma personagem interpretada pelo ator). Existem duas pessoas: a real e a que está sendo construída. A pessoa real (ator), que tem uma voz própria, vai possuir uma outra pessoa (personagem construída) que terá uma "outra voz". Levando-se em conta que uma voz tem características físicas e individuais, a voz do ator interpreta a voz da personagem. O ator necessita de subsídios vocais para desempenhar seu papel, e para isso trabalha-se com as técnicas de impostação vocal; porém o trabalho será fundamentalmente com a expressão vocal. Na clínica, o paciente de voz apresenta, também, alguma dificuldade com expressão; no entanto, no teatro trabalhamos com a diversidade da expressão.

IMPOSTAÇÃO VOCAL E EXPRESSÃO VOCAL

Parece iminente explicar melhor o que significa cada um desses temas. Pode parecer contraditório separá-los; porém, em um trabalho com voz o objetivo de cada um é diferente.

Na impostação vocal, o que buscamos é que o indivíduo desenvolva todo o seu potencial de voz, vivenciando e exercitando todos os itens de um trabalho com voz: relaxamento, exercícios respiratórios, coordenação pneumofônica, ressonância, altura, intensidade, articulação, onde cada pessoa procura colocar sua voz o mais adequadamente possível, evitando o abuso ou mau uso da mesma. Impostação vocal é a utilização de todo potencial da produção sonora, favorecendo a amplificação e dando qualidade à voz. Na expressão vocal procura-se desenvolver a habilidade do indivíduo com sua voz e sua fala. Trabalha-se a dinâmica de cada palavra, a entonação, o ritmo, a palavra-chave, a qualidade do discurso. A impostação possui técnica e é mais objetiva e a expressão é subjetiva, pois vem do interior, da relação direta do indivíduo consigo mesmo, da necessidade de ser entendido pelo outro, depende da intenção do emissor da mensagem. Esclareço que em nenhum dos casos o trabalho é superficial, porque sempre estamos lidando com o ser humano, que pretende superar uma dificuldade ou aperfeiçoar uma capacidade.

Muitas vezes, um trabalho inclui o outro, principalmente quando pensamos na expressão vocal, pois é necessário que o indivíduo não apresente dificuldades na colocação de sua voz. Temos diversas situações: a pessoa que não tem dificuldade na expressão, porém, deseja impostar sua voz; a pessoa que tem uma voz ótima, porém, tem dificuldades na expressividade; e aquela que tem dificuldade em ambos os aspectos. Não há uma hierarquia preconcebida no trabalho a ser desenvolvido; depende da dinâmica particular do especialista em voz e da necessidade de quem está solicitando os serviços.

No teatro, a atuação do fonoaudiólogo abrange os dois tipos de trabalho e vai depender de cada profissional determinar qual deles utilizar primeiro. De modo geral, é feito um trabalho com impostação vocal, para prevenção de problemas; contudo, se um sujeito apresentar alguma dificuldade específica, deve ser encaminhado a um trabalho individual, em clínica, pois, em geral, estamos trabalhando com um grupo e torna-se impossível resolver casos particulares.

Para desenvolver a expressão vocal do ator, ajudará ao fonoaudiólogo algum conhecimento de história, técnicas, linhas e tendências do teatro. Por exemplo, existe um método (Stanislavski) que propõe ao ator buscar em sua memória emocional subsídios para a montagem da personagem. Assim, o ator pode aproveitar para estabelecer, além de características da personagem, alguns aspectos para a voz e principalmente, em algumas situações, através de algo já vivido por ele próprio, determinar como colocar sua voz. Então, para uma personagem que está irritada e grita, deverá haver a busca da voz irritada, como é estar nervoso, a mudança de tom, a respiração alterada, a soltura do grito. Sairá como um grito real na personagem, porém para o ator será um grito trabalhado que poderá até aliviá-lo de suas tensões.

Um outro exemplo pertinente, proposto pelo mesmo método, é a existência do subtexto. O ator, quando monta sua personagem, tem seu texto escrito, predeterminado, que deve ser decorado. O subtexto é o que a personagem está pensando enquanto fala o texto, é a história, o que, o quando, o onde, é o que dá naturalidade ao texto decorado, é a entonação, a expressão.

A POSTURA DO FONOAUDIÓLOGO

Parece claro que o trabalho com voz é imprescindível para um grupo de teatro, já que a voz é um dos instrumentos para melhor interpretação do ator. Mas não é tão simples assim. Existem certas barreiras para a atuação do fonoaudiólogo, com relação aos outros profissionais que trabalham com o grupo e com relação ao próprio grupo de atores.

Como já foi dito, um grupo de teatro solicita o trabalho de um profissional de voz e isso pode parecer uma certa consciência da existência desta especialidade, porém é uma conscientização camuflada, porque poucos entendem qual a função do fonoaudiólogo. Em geral o ator não aceita o trabalho, porque não entende qual o objetivo, já que sua voz é boa, tem certa projeção, mas o que ele esquece é da voz da personagem. Ocorre uma forte reação quando se aponta uma dificuldade, principalmente quando não foi feito um trabalho desde o início da formação do grupo.

O fonoaudiólogo não deve ser chamado apenas para resolver problemas imediatos; nosso trabalho não se resume a pronto-socorro de voz. Deve haver uma conscientização maior da atuação do profissional de voz junto aos outros.

O fonoaudiólogo deve buscar o seu lugar no teatro e ocupá-lo devidamente. Iniciar o trabalho conjuntamente, desde a escolha do texto até a montagem completa, colaborando desde a escolha dos personagens até o vestuário, cenário e espaço que serão utilizados para a apresentação, porque uma roupa apertada, um capacete que impede o *feedback* auditivo, uma apresentação ao ar livre, a personagem da bruxa para o ator de voz grave, dentre outros, são fatores que interferem na produção vocal, além de prejudicar a representação do ator.

O diretor deve ter o fonoaudiólogo ao seu lado, discutindo e analisando, a cada fala e a cada cena, o todo que é o grupo com o texto teatral. Cada pequena parte deve ser lapidada em seus menores detalhes. Se pudéssemos fazer uma analogia entre uma palavra e uma peça teatral, teríamos que cada som da palavra precisa ser muito bem articulado e, ao mesmo tempo, de forma natural, assim como em uma peça cada cena deve estar muito bem integrada, ser convincente e natural. Juntando cada som teríamos uma palavra bem dita e unindo-se cada cena teríamos uma peça teatral bem vista.

Não devemos ignorar a necessidade de um trabalho corporal, visto que o corpo é o alicerce do ser. Existe uma ligação muito grande entre voz, corpo e texto. O corpo deve estar equilibrado para que a voz diga o texto. Não se pretende segmentar o trabalho, porque o ator não é feito de partes; deve ser, na verdade, uma composição harmoniosa de voz, corpo e texto. Existe uma relação dialética onde, assim como o corpo, o texto necessita da voz para ser falado e a voz necessita do texto para falar.

Conscientizar, delinear seu papel, determinar sua postura, esclarecer seus objetivos é a função do fonoaudiólogo, para que possa atuar efetivamente no teatro.

ATORES & FONOS — UM PONTO DE ENCONTRO

Eudosia Acuña Quinteiro

Atores e fonos ainda não se conhecem muito bem. É uma apresentação que já engatinha, mas sem que seja feita uma avaliação cuidadosa dos serviços específicos prestados por parte dos dois profissionais em questão. No entanto, este ponto de encontro ocorre na Estética da Voz e da Fala, objeto precioso no trabalho do ator e altamente rico no estudo da Fonoaudiologia. Esta união, no momento atual, parece-nos extremamente útil e responsável por grande avanço nas duas áreas que, se permitirem uma troca de informações, uma fluência de pesquisas, só terão motivos de júbilo pelo crescimento conjunto de dois profissionais muito especiais.

O FONOAUDIÓLOGO

A Fonoaudiologia Estética no Brasil vem caminhando a passos muito lentos. Percebemos, dentro do panorama histórico, pessoas interessadas no assunto, realizando pesquisas e trabalhos isolados, mas sem grande divulgação. A bem da verdade, a Fonoaudiologia Estética é um verdadeiro mistério dentro da Escola de Fonoaudiologia. Só alguns apaixonados pela voz e fala é que se aventuram a tomar um caminho, que nem sempre está muito claro, mas, sim, cheio de curvas e tropeços, apresentando muitas dúvidas e poucos mestres.

Num primeiro momento, o profissional da Fonoaudiologia que deseja dedicar-se à Estética deve começar cuidando dos seus patrimônios de trabalho — voz e fala.

---

* Atriz pelo Conservatório Nacional de Teatro do Rio de Janeiro; licenciatura plena em Educação Artística pela Faculdade Paulista de Música; bacharel em Canto pela Faculdade Paulista de Música; bacharel em Fonoaudiologia pela Pontifícia Universidade Católica de São Paulo; mestranda em Artes (Teatro) pela Escola de Comunicação e Artes da Universidade de São Paulo.

Um bom modelo do terapeuta é simplesmente fundamental, não só para a credibilidade junto ao paciente, que é sempre um forte candidato à melhoria da voz e da fala, mas principalmente como recurso de trabalho do terapeuta que, para ensinar, necessita mostrar como se faz, fazendo-o bem.

Isto é importante, pois percebe-se que muitos estudantes de Fonoaudiologia e portadores de razoáveis problemas na voz e na fala desejam dedicar-se à Estética, não sendo um sonho impossível, desde que esses alunos cuidem ao máximo dos seus próprios problemas até a superação dos mesmos e só então dêem início ao seu trabalho profissional. Caso os problemas em questão não consigam ser contornados, o que é raro, pois dependem apenas de boa orientação profissional e uma dedicação muito grande por parte do aluno, recomenda-se então que o estudante siga um dos muitos caminhos da Fonoaudiologia, igualmente apaixonantes, pois é necessário levar em conta que um modelo inadequado pode ser uma péssima propaganda para o profissional da voz e da fala e um desprestígio para a Fonoaudiologia Estética, que necessita, neste instante, de contribuição segura e de grande responsabilidade para firmar-se como área específica no mercado de trabalho.

Voltando ao Teatro, percebemos que a Fonoaudiologia Estética é um mistério para o ator, que a olha com olhos desconfiados. Igual desconfiança se reflete nos olhos do terapeuta da Fonoaudiologia Estética ao divisar o ator, tão envolto em véus imponderáveis.

A Fonoaudiologia Estética e o Teatro têm um encontro marcado no palco, sob a luz dos refletores da arte teatral, "iluminando" a voz e a fala, criação cênica, para um público que merece maior clareza na comunicação oral dos atores. A preparação do encontro, no entanto, está na penumbra dos bastidores. E é assim mesmo, entre dúvidas e desconfianças, que este ponto de encontro precisa ser aclarado, para a luz das duas ciências.

O ATOR

Percebe-se, na história do ator no Brasil, que a voz e a fala sempre estiveram ligadas à oratória ou ao canto. Ainda hoje, encontramos atores falando em estudos de Califazia, declamação ou estudos musicais voltados para a métrica, ritmo, entonação e uma série de modelos, padrões estanques que devem ser imitados, sem sequer se levar em conta a individualidade sonora de cada indivíduo.

O ator pouco sabe dos processos anatomofisiológicos da voz e da fala e, quando lhe perguntamos "Qual a imagem que tem do seu diafragma?", as descrições mais estranhas aparecem. Após o esclarecimento e a visão do diafragma no Atlas de Anatomia, instrumento básico da Fonoaudiologia Estética, os resultados são bem melhores, pois o paciente-ator passa não só a visualizar corretamente o diafragma, mas também a entender melhor a sua função e uso.

Para o ator, o termo Fonoaudiologia Estética é, ainda, um mistério que se revela todas as noites ao subir ao palco, na "intimidade pública" de um espetáculo. O ator usa a voz e a fala na sua função mais estética, sem saber disso.

Por outro lado, há alguns esclarecimentos sobre o trabalho do ator que devem ser feitos para o profissional da voz e da fala.

O trabalho corporal do ator é de suma importância, chegando a delicadezas e detalhes extremamente específicos. O equilíbrio, o movimento, o relaxamento, a respiração, o gesto estão entrelaçados e são interdependentes no trabalho cênico.

O equilíbrio do andar, usando-se adequadamente os arcos plantares, as alavancas e demais recursos da cinesiologia, preparam uma atitude de fole (respiração) extremamente favorável.

O relaxamento, para o trabalho do ator, pode seguir, num primeiro momento, toda a terapia do lento (a calatonia e os toques suaves), mas é bom lembrar que as técnicas muito passivas de relaxamento não são aconselhadas para o ator, pois este precisa manter um pouco da agressividade para enfrentar o público. O ator é, por profissão, ativo, e a sua máquina corporal em cena está quase sempre em aceleração máxima.

É muito importante fornecer ao ator noções de como é e como funciona a sua máquina corporal, para que possa desenvolver um equilíbrio entre as tensões e os relaxamentos durante o seu trabalho cênico. É um paciente que deve ser constantemente esclarecido sobre o seu corpo e sobre os mecanismos que usa para atingir certos resultados específicos.

A voz e a fala do ator estão sempre em movimento e dentro de uma variação emocional constante. A voz do ator necessita de um fortalecimento muito grande, pois o profissional de teatro está sempre às voltas com a projeção, o colorido da voz, a vibração sonora, a extensão da voz, a ressonância, o domínio e qualidade do som vocal emitido, a impostação da voz, os problemas de desgaste vocal, a rouquidão (esta grande tragédia do ator), a higiene da voz, bem como a alimentação, as horas-sono, o repouso vocal etc.

No Brasil, o ator é sempre levado a um excesso de trabalho, que muito o desgasta vocalmente e também organicamente. Devido a ganhos irrisórios, que não levam em consideração a sua quase função de atleta, não só do físico, mas principalmente do emocional, vê-se o ator obrigado a uma sobrecarga nas suas horas de trabalho, o que acaba sendo extremamente maléfico para a sua voz e, dentro de tal quadro de cansaço, acaba entrando em desequilíbrio, sem poder reclamar dos seus prejuízos vocais, junto aos benefícios dos acidentes do trabalho.

Nesse item, há outros fatores além do número excessivo de horas de trabalho, como os ambientes profissionais totalmente desfavoráveis: salas de espetáculos mal projetadas acusticamente, com sistemas de ventilação e de renovação de ar sempre no registro máximo, secando e gelando o ambiente, como se isso fosse possível para um bom desempenho vocal. Verificamos, ainda, salas de espetáculo adaptadas, e mal adaptadas diga-se de passagem, deixando o palco e os camarins sem vedação adequada, onde o ator suado fica totalmente exposto a correntes de ar nada recomendáveis à saúde vocal. Como se não bastasse, os ensaios são prolongados e em locais sujeitos a muita poeira e sempre muito úmidos e frios (num dos melhores teatros do Estado, na cidade de São Paulo, as salas de ensaio são de cimento aparente, sem janelas, onde a friagem, a poeira e a acústica tornam-se o grande e primeiro fator negativo a ser vencido pelo ator). Enfim, está o ator exposto a todas as possíveis e imagináveis inadequações ambientais, que só desfavorecem o seu trabalho vocal, que no Brasil ainda é tratado medievalmente. A venda da força de trabalho, sua qualificação, as leis trabalhistas e de segurança ainda deixam muito a desejar no caso do ator.

Este é o perfil de um paciente difícil, cabendo ao terapeuta conhecimentos e cuidados muito específicos para efetivamente poder ajudar um profissional da voz e da fala, que é muito especial — o ator.

A fala do ator é parte importante da sua profissão. Teremos aí todo um trabalho de articulação, ritmo, acentuação, pauseamento, sotaques, pronúncia e suas leis, fatores estudados nas *Normas para Língua Falada no Teatro*, aprovadas pelo Primeiro Congresso Brasileiro de Língua Falado no Teatro, realizado de 5 a 12 de setembro de 1956, na cidade de Salvador, Estado da Bahia. Essas normas ainda vigoram, apesar do desgaste que já apresentam pelo tempo que passou e da necessidade de revisão, mas ainda são um dos poucos documentos que regem a fala cênica a nível nacional e, portanto, devem ser conhecidas pelo terapeuta que se dedica à Estética da Voz e da Fala.

Além das técnicas fonoaudiológicas, é necessário que o terapeuta adentre o código teatral, conhecendo um pouco da palavra cênica, das regras do texto teatral e sua divisão, dos métodos e técnicas que o ator usa na construção da personagem, principalmente os que estão diretamente envolvidos com o seu aparelho fonador, tais como: choro, riso, grito, sussurro e demais movimentos vocais específicos, que, se executados sem técnica, podem acarretar graves prejuízos ao aparelho vocal do ator.

Deve o terapeuta verificar a que tipo de trabalho corporal o paciente-ator está se submetendo. Este item é importante, pois todo o trabalho da terapia vocal pode estar sendo minado e até destruído por um trabalho corporal inadequado. O esclarecimento sobre anatomia e fisiologia torna-se um elemento profilático, pois o paciente-ator bem orientado sabe proteger-se contra os exercícios violentos, como os de musculação, por exemplo, que em nada favorecem o seu trabalho cênico.

O acompanhamento técnico que o terapeuta deve realizar a um paciente-ator inclui, além do conhecimento do código teatral, a visita ao local de trabalho, o teatro, verificando as condições, ou melhor, a falta de condições existentes, para orientar e legitimar a defesa vocal do seu paciente. Neste item, deve o terapeuta verificar a acústica e todos os requisitos, tais como a umidade, a friagem, a poeira, o ar-condicionado, condições de higiene e uma série de fatos negativos muito específicos a cada teatro e que devem ser debatidos com o paciente-ator, para minimizar os problemas que acarretam.

A higiene vocal merece atenção especial do terapeuta, pois o paciente-ator é altamente descuidado, desrespeitando constantemente este item. (É mestre em sair quente do palco e expor-se ao tempo ou, o que é pior, "avançar" na cerveja gelada do boteco ao lado.)

É bom alertar o paciente-ator com relação aos malefícios que o uso constante de tóxicos oferece ao aparelho vocal, mesmo o simples e inocente cigarro comum.

O capítulo da higiene vocal é muito amplo e o terapeuta vai aprendendo a lutar contra os "milagrosos" goles de conhaque, ou gargarejos das coisas mais estranhas, a panacéia do mel, do gengibre, do limão, do vinagre, do abuso da própolis e de todo um minimercado de produtos naturais. O importante é convencer o paciente-ator que uma voz deve estar bem colocada, que o aparelho vocal não deve ser desrespeitado, pois tem características próprias a serem consideradas e que uma voz bem cuidada exige alguns sacrifícios, como aqueles feitos por um craque de futebol que queira brilhar no panorama internacional. Concentração, disciplina e trabalho são a difícil tarefa que um terapeuta da estética da voz e da fala deve conseguir do seu paciente-ator.

COMO TRABALHAMOS

Nós acreditamos que a voz e a fala são uma resultante do indivíduo biopsicossocial.

As etapas de trabalho que propomos podem ser, sinteticamente, assim enunciadas:

a) *Corpo*

Dois momentos são importantes no início de uma terapia, a postura corporal do paciente e o relaxamento físico. Se a postura do corpo está inadequada, ou seja, se o sujeito está engrunhido e torto, o primeiro item é melhorar a postura corporal, para que o sujeito passe a sentir-se confortavelmente dentro da sua própria moradia corporal. Relaxamento e postura são passos conjuntos.

Só soltando as amarras corporais inadequadas é que o corpo pode efetivamente soltar-se e assumir uma postura confortável, como convém a um *homo sapiens*.

b) *Respiração*

Um corpo que se solta das tensões permite uma entrada de ar mais adequada e prazerosa. Torna-se, aqui, importante lembrar a infinidade de modelos respiratórios que a literatura especializada demonstra e aconselha como infalíveis.

Deve-se lembrar que quem respira é o pulmão, dentro de um quadro peculiar e específico; não devemos esquecer nunca desse detalhe e recomenda-se aos terapeutas um bom estudo, paciente e cuidadoso, da anatomia e da fisiologia, não só do pulmão, mas dos músculos e dos ossos envolvidos. O estudo da cinesiologia pode ajudar muito.

c) *Técnicas*

Uma vez colocada a postura, instalado um equilíbrio entre tensões e relaxamentos e reeducada a respiração, as técnicas fonoaudiológicas podem efetivamente começar.

O terapeuta vai usando os recursos sempre dentro do quadro que o paciente apresenta. Cada caso é sempre, no mínimo, diferente de todos os outros já tratados. Há pacientes que podem começar a terapia instalando a respiração junto com a postura e o relaxamento. Há casos em que as técnicas fonoaudiológicas podem seguir paralelamente aos outros trabalhos. Isto depende da sensibilidade do terapeuta que deve ser, também, no mínimo, muito criativo.

CONCLUSÃO

A Fonoaudiologia Estética, voltada ao atendimento específico da voz e da fala do ator, é uma atividade muito apaixonante para o terapeuta.

O terapeuta encontra-se em constante envolvimento com o ato criativo. Cada texto, cada diretor de teatro exige um trabalho vocal específico para o seu elenco, levando o terapeuta à pesquisa, à planificação de estratégias das práticas fonoaudiológicas, visando conduzir o trabalho vocal do elenco dentro de uma progressão harmônica de crescimento, evitando, assim, uma possível "catástrofe sonora" que prejudique o espetáculo. Os perigos vocais, na sua grande maioria, podem ser previstos pelo terapeuta, que deve trabalhá-los com bastante antecedência, evitando, dessa forma, que se afunilem na semana de estréia, que por si só já é extremamente tumultuada. Este tumulto é outro desafio para o terapeuta que, se não usar de prudência e muito relaxamento coletivo, ficará exposto a explosões intensas de humor por parte da equipe, geralmente bastante cansada nessa etapa do trabalho.

Em conversa inicial com o diretor da peça, deve o terapeuta recolher o maior número de informações sobre o estilo da montagem, a fundamentação teórica que envolve o trabalho e demais pretensões do encenador, debatendo com ele as possibilidades vocais reais do elenco, que já deve ter sido prudentemente selecionado por ele, de modo que o projeto para o espetáculo possa ser efetivado.

O trabalho vocal junto ao elenco deve ser coletivo, pois do contrário encareceria, por demais, a participação do terapeuta junto ao trabalho teatral, apesar de que, geralmente, um ou outro ator acaba por apresentar necessidade de atendimento individualizado, sem que se torne uma terapia oficializada.

Saber lidar com a ansiedade do elenco durante o período de criação das personagens é uma arte paralela que o terapeuta desenvolve treinando sua paciência *ad infinitum.*

Dias antes da estréia da peça, o terapeuta deve assumir uma postura de observador neutro, anotando cuidadosamente todas as falhas que encontrar no trabalho cênico e que serão resolvidas após a crise da estréia, salvo pequenas coisas que não desestruturem o trabalho do ator.

A Fonoaudiologia Estética tem no teatro um grande campo de atuação e no paciente-ator motivos constantes de pesquisa e crescimento profissional.

TUCA — UMA PRÁTICA REFLETIDA OU UMA REFLEXÃO PARA A PRÁTICA?

Léslie Piccolotto Ferreira *
Milica Noguchi **
Rosana do Carmo Salmen Scaramuzzi **
Sandra Regina Aurélio **

Agosto de 1986 — *A Prof.ª Vera Bastazin, interrompendo minha aula,* fez um convite tentador: trabalhar a voz de um grupo formado por funcionários e alunos da PUC-SP, que, participando de uma Oficina de Teatro, teriam como primeira atuação a apresentação de uma peça teatral, reinaugurando, assim, o teatro da Universidade — TUCA. Apesar de muito interessante, o trabalho exigia uma disponibilidade de horários não compatível com os meus afazeres. Não querendo recusar o desafio de conhecer uma prática, até então nã experimentada por mim — a voz no meio teatral —, resolvi compartilhar este projeto de trabalho com três terceiranistas do Curso de Fonoaudiologia da PUC-SP que, em contatos anteriores, sempre se mostraram interessadas em conhecer melhor os aspectos relacionados à voz.*

Setembro de 1986 — *Depois de algumas reuniões entre nós, o restante do grupo da Oficina de Teatro — formado pelo Prof. Paulo Moreira, professor do Curso de Fonoaudiologia e Básico da PUC-SP, e Valéria Sirangelo, aluna do Curso de Língua e Literatura da PUC--SP, responsáveis, respectivamente, pelas aulas de Interpretação e Expressão Corporal — e a Coordenação do TUCA, dividimos os sessenta (60) inscritos em quatro (4) grupos, que tiveram semanalmente aulas de voz, corpo e interpretação (esta última sendo ministrada nos finais de semana).*

Os afazeres dos inscritos levaram alguns a desistir da Oficina e outros a freqüentar apenas as aulas de Interpretação. Dessa forma,

---

* Fonoaudióloga clínica formada pela PUC-SP; professora do Curso de Fonoaudiologia da PUC-SP; mestre em Lingüística aplicada ao Ensino de Língua pela PUC-SP; doutoranda do Programa de Pós-Graduação em Distúrbios da Comunicação Humana da EPM.

** Quartanistas do Curso de Fonoaudiologia da PUC-SP.

nos meses de setembro, outubro, novembro e primeira quinzena de dezembro, com relação à voz, o grupo de quarenta (40) pessoas, dividido em três (3) subgrupos, foi semanalmente trabalhado, em sala preparada para a realização de relaxamento e respiração, ou em sala favorável à prática de exercícios vocais voltados para o teatro, pois a presença de degraus em um dos lados da sala acabou funcionando como palco.

O objetivo principal, presente nos encontros, era o de levar os integrantes da Oficina a uma vivência sobre as bases de uma comunicação efetiva — normotonia, respiração, qualidades vocais e articulação — incorporando as mesmas para uma melhor performance *teatral.*

Nos primeiros encontros cada participante, auxiliado por nós e pelo grupo, realizou a tarefa que chamamos de "auto-avaliação" e que, na verdade, era um momento de se conhecer, saber como "se davam" os aspectos acima citados como básicos para a comunicação, em diferentes situações.

Na seqüência, exercícios para aprimorar cada aspecto foram apresentados, buscando-se, quando possível, trabalhá-los nos mesmos textos apresentados nas aulas de Interpretação, com o objetivo de levar o grupo a perceber a importância do uso mais adequado, ora da respiração, ora da dicção, ora da entonação etc.

Nas reuniões entre nós, os responsáveis pela Oficina e a Coordenação do TUCA, conhecemos o texto que seria encenado e aproveitamos para dar conta do andamento dos trabalhos, tentando, além de melhor conhecer os integrantes da Oficina, nossa integração.

Janeiro de 1987 — *Após um período de vinte (20) dias de férias e a notícia da passagem da Coordenação do TUCA para as mãos de outros responsáveis, uma mudança significativa aconteceu na dinâmica da Oficina: o início da montagem de "Luzíadas or not Luzíadas", escrita por Bráulio Mantovani e Luiz Rafael Cabral, integrantes da Oficina e alunos do Pós-Graduação da PUC-SP que, a partir de leituras e pesquisas com anotações e listagem bibliográfica, "transcriaram" uma guerra entre Camões e o deus Baco, entre a literatura e o teatro...*

Nos encontros com o grupo era feito inicialmente um aquecimento Vocal e/ou Corporal, antecedendo a Interpretação.

Na seqüência tornou-se necessária uma atenção individual, uma vez que cada ator começou a sentir necessidade de adequar o seu timbre, ou a sua articulação, ou a velocidade de sua fala etc., ao entrar em contato com seu personagem. O trabalho passou a ser mais direcionado às dificuldades do momento, na tentativa de ajudar o ator a construir seu personagem também através da voz. Tal prática era realizada, ora individualmente, ora em grupo, em função de uma determinada cena que havíamos assistido, juntamente com a direção.

A existência de coros falados no texto exigiu um enfoque diferenciado com o objetivo de, buscando-se uma uniformidade do grupo ao falar, transmitir a intencionalidade da cena. No último mês de trabalho, assumindo a direção musical do espetáculo, a Prof.ª Fernanda Gianesella auxiliou o grupo, então composto por vinte e três (23) integrantes, nos coros cantados.

15 de julho de 1987 — *Após duas apresentações, para um número reduzido de pessoas sentadas no chão do TUCA ainda em construção, chega o momento da estréia oficial no Teatro Sérgio Cardoso, provando que, mesmo sem o teatro estar pronto, o TUCA estava em cartaz!*

A emoção, ansiedade e nervosismo estavam presentes no olhar e postura de todos nós. Os risos, aplausos e cumprimentos nos davam a gratificação, intensificada no final desse mesmo mês com a obtenção de cinco (5) dos dez (10) prêmios — montagem, cenografia, sonoplastia, iluminação e figurino — no 1.º Festival Brasileiro de Teatro Universitário em Blumenau.

Este trabalho, bastante difícil para todas nós, por se situar num novo campo de atuação do fonoaudiólogo, levou-nos a reflexões que apontam para novas necessidades e questionamentos dentro da nossa prática profissional.

Para realizarmos esse trabalho contávamos com a seguinte experiência: Léslie havia trabalhado com grupos de impostação vocal, formados por professores, advogados, fonoaudiólogos etc.; Sandra havia desenvolvido o mesmo, num grupo de recital de poesias; Rosana iniciara tal trabalho numa escola para formação de atores e Milica trazia sua experiência como atriz; todas contavam com a experiência clínica, atuando com indivíduos que apresentavam alteração vocal. Conhecimento mais profundo sobre teatro. . . não tínhamos quase nenhum!

No projeto inicial, a proposta era de criar uma Oficina de Teatro, entendida por nós como um espaço para a formação do ator, funcionando semelhante a uma escola de teatro. A estrutura do nosso trabalho, para ser coerente com esse projeto, voltou-se para uma abordagem a nível corporal, na linha da percepção, do conhecimento e domínio do mecanismo de produção vocal. Tal proposta necessitaria de um tempo maior para ser concretizada e não poderia ser limitada por cronogramas a serem seguidos e nem por um trabalho específico, em que se visa superar as dificuldades que surgem na dramatização de um texto.

O projeto inicial foi modificando-se, sendo que até dezembro de 1986 funcionou efetivamente como oficina e, a partir de janeiro do ano seguinte, com a montagem da peça, teve que sofrer uma mudança radical, alterando o que havia sido proposto inicialmente por nós e interrompendo o trabalho de percepção. Esta foi a primeira de uma série de modificações, causadas mais pelas circunstâncias do que por uma reflexão e planejamento prévios, uma vez que as reuniões de integração já não mais aconteciam. O tempo da Oficina não tinha sido suficiente em função do trabalho e número de pessoas...

Iniciamos então a montagem da peça. Nesse momento muitas dificuldades surgiram, pois os atores ainda não se achavam suficientemente maduros para transpor o que haviam conhecido na oficina para o momento da interpretação. Nosso conhecimento sobre a linguagem teatral e interpretação era insuficiente e a falta de um momento para discutirmos isso era muito sentida.

O diretor nunca havia trabalhado conjuntamente com fonoaudiólogos na direção de uma peça. A necessidade do trabalho de voz não surgiu dele, pois o projeto já estava previamente estruturado. Muitas foram as vezes que ele mesmo reproduziu práticas anteriores, trabalhando corpo e voz dos atores. Esse fato parece estar relacionado a uma falta de conhecimento por parte do diretor sobre a atuação do fonoaudiólogo e, principalmente, à necessidade de uma discussão mais ampla para integrar a interpretação ao trabalho de voz.

Diferenças de interpretação podem ser conseguidas mudando-se uma curva de entonação, a velocidade da fala ou a própria articulação. Sob esse ponto de vista a atuação do fonoaudiólogo e do diretor parecem estar muito próximas e seu limite bastante estreito. Até onde iria nossa atuação? Seria possível um bom trabalho sem a integração entre fonoaudiólogo e diretor?

Se essa integração não ocorrer, a atuação do fonoaudiólogo pode levar o ator a se distanciar da interpretação pretendida. Qual seria a melhor forma de trabalho dessa equipe? Seria fundamental a integração entre o fonoaudiólogo e o diretor, ou o ator seria o responsável pela ligação entre o trabalho dos profissionais que atuam com ele? Todos os profissionais, atores, diretor, fonoaudiólogo, profissional de corpo não deveriam estar integrados para uma atuação mais dinâmica e produtiva?

Mais dificuldades foram surgindo. Tínhamos um texto, um "significado" a ser transmitido pelo ator no momento da interpretação. A partir disso, procurávamos com o ator a melhor forma vocal (velocidade de fala, articulação, entonação etc.) para que fosse possível chegar à interpretação pretendida. Entretanto, existia uma dúvida básica: qual era a interpretação pretendida? Esta dúvida não era respondida nem pelo ator, nem pelo fonoaudiólogo, e algumas vezes nem mesmo pelo diretor. Esse fato acabou por comprometer a nossa autoridade profissional no grupo, pois os atores, percebendo essas dificuldades e dúvidas acrescidas à inexperiência, sentiam a necessidade de uma aprovação constante do diretor. Trabalhar com uma única forma de dizer o texto já era bastante difícil para eles, o que dizer de experimentar várias maneiras. . . O ator sempre questionava a validade do que estava fazendo com a seguinte questão: É assim que o diretor quer? Assim, dependíamos da aprovação do diretor, trabalhando com uma forma previamente determinada, abandonando o que acreditávamos ser uma verdadeira direção vocal. Mais uma vez nos perguntávamos: Qual seria o nosso papel? Caberia-nos lidar com o som, a forma, e o diretor com o significado, o conteúdo? É possível essa dicotomia entre forma e significado?

Quanto mais se "forçava" essa dicotomia, separando o trabalho de voz do de interpretação, mais difícil ficava para o ator integrar o mecanismo vocal e usá-lo na sua prática profissional. Todo trabalho de percepção se tornava cada vez mais sem sentido.

Começamos, junto ao diretor e aos atores, a fazer algumas observações e propostas durante os ensaios da peça, levando o ator a perceber, naquele momento, como a respiração, a articulação, o tônus etc. poderiam ajudá-lo na interpretação. Nesse momento ficou claro para nós que conversar sobre as dificuldades vocais dos atores quando estes estavam utilizando a voz no contexto da comunicação seria a forma mais eficiente dentro da montagem da peça. O ator pode perceber, em sua própria atuação, quais as suas dificuldades e isso o motivará para superá-las.

Porém, os atores que vinham cobrando maior atuação própria na construção de seus personagens, ao se aproximar a data da estréia, movidos talvez pela ansiedade ou insegurança, começaram a requisitar "truques" que fizessem com que as pessoas falassem bem, algo que resolvesse o problema de maneira imediata, que pudessem fazer sem pensar, como se não importasse mais saber o que estavam fazendo, ter consciência. A afirmação sobre a existência desses truques era tão enfática que chegamos até a procurar pessoas que trabalham voz no teatro a mais tempo e nada. . . nenhuma mágica!

Mesmo que ela existisse não seria possível utilizá-la se o ator não conhecer a si próprio; na busca da mágica ele participa passivamente do trabalho de voz, por ser mais cômodo, e espera conseguir, sem nenhum esforço, solução para suas dificuldades vocais.

Com esta experiência ficou evidente para nós que, para a formação de uma equipe, os profissionais que atuam no mesmo projeto desde o início precisam ter claro qual o objetivo de cada elemento, qual a mensagem que se pretende passar, qual a linha metodológica a ser seguida e, acima de tudo, ter consciência da ideologia que permeia o trabalho.

Finalmente chamaríamos a atenção para o fato de que verdadeiramente só se poderá reivindicar a presença e atuação do fonoaudiólogo no campo do teatro, como uma conquista não apenas respaldada em aspectos legais ou mesmo institucionais, mas como um reclamo de necessidades do próprio meio teatral, na medida em que tal profissional receber uma formação educacional mais específica.

Bibliografia para o Trabalho na Área de Comunicação e Arte

Aslan, O. *L'acteur au XXene. Siècle*, Paris, Edition Seghers, 1974.

Beuttenmüller, M. da G. & Laport, N. *Expressão Vocal e Expressão Corporal*, Rio de Janeiro, Forense Universitária, 1984.

Bloch, P. *Voz e Fala da Criança*, Rio de Janeiro, Editorial Nórdica, 1981.

Boal, A. *200 Exercícios e Jogos para o Ator e Não-Ator com Vontade de Dizer Algo Através do Teatro*, Rio de Janeiro, Ed. Civilização Brasileira, 1985.

Carvalho, E. *O Que é Ator*, São Paulo, Ed. Brasiliense, 1987.

Chekhov, M. *Para o Ator*, São Paulo, Martins Fontes, 1986.

Ferreira, L. P. & Freire, R. *Técnicas de Impostação e Comunicação Oral*, São Paulo, Ed. Loyola, 1977.

——— e col. *Temas de Fonoaudiologia*, São Paulo, Ed. Loyola, 1984.

Greene, M. *Distúrbios da Voz*, São Paulo, Manole, 1983.

Grotowisky, J. *Para um Teatro Pobre*, São Paulo, Ed. Brasiliense, 1978.

Januzelli, A. *A Aprendizagem do Ator*, São Paulo, Editora Ática, 1986.

Kahle, C. *Manual Prático de Técnica Vocal para Atores, Cantores, Oradores, Professores e Locutores*, Porto Alegre, Livraria Sulina Editora, 1966.

Kusnet, E. *Iniciação à Arte Dramática*, São Paulo, Ed. Brasiliense, 1968.

Lewis, R. *Método ou Loucura*, Fortaleza, Edições UFC, 1982.

Lowen, A. *Bionergética*, São Paulo, Summus Editorial, 1975.

Magaldi, S. *Iniciação ao Teatro*, São Paulo, Editora Ática, 1985.

Mello, E. B. de S. *Educação da Voz Falada*, Rio de Janeiro, Livraria Atheneu, 1984.

Nunes, L. *Cartilhas de Teatro*, Rio de Janeiro, Serviço Nacional de Teatro, 1972.

Olivier, L. *Ser Ator*, Rio de Janeiro, Editora Globo, 1986.

Perelló, J. *Alteraciones de la Voz*, Barcelona, Editorial Científico Médica, 1973.

———, Caballé M. & Guitart, E. *Canto & Diccion*, Barcelona, Editorial Científico Médica, 1975.

Porchat, M. E. *Manual de Radiojornalismo (Jovem Pan)*, São Paulo, Ed. Brasiliense, 1986.

São Paulo (Município) Secretaria Municipal de Educação. Departamento de Saúde Escolar. *Diretrizes do Trabalho da Seção de Fonoaudiologia*, São Paulo, 1983/1984.

———. *Projeto Saúde Vocal do Professor*, São Paulo, 1985.

———. *Avaliação das Atividades Desenvolvidas no Projeto Saúde Vocal do Professor*, São Paulo, 1985.

Segre, R., Aidich, S. & Jackson, C. *Princípios de Foniatria para Alunos e Profissionais de Canto e Dicção*, Buenos Aires, Panamericana, 1981.

Stanislaviski, C. *Minha Vida na Arte*, São Paulo, Ed. Anhembi, 1956.

———. *A Construção da Personagem*, Rio de Janeiro, Civilização Brasileira, 1963.

———. *A Preparação do Ator*, Rio de Janeiro, Civilização Brasileira, 1964.

———. *A Criação de um Papel*, Rio de Janeiro, Civilização Brasileira, 1984.

Wekwerth, M. *Diálogo sobre a Encenação*, São Paulo, Editora Hucitec, 1986.

PARTE II

PSICODINÂMICA VOCAL *

Mara Suzana Behlau **
Roberto Ziemer ***

A voz é uma das extensões mais fortes de nossa personalidade e se aguçarmos nossos sentidos reconheceremos que esta extensão é mais profunda em sua dimensão não-verbal (altura, intensidade, qualidade vocal etc.) do que na verbal (estrutura lingüística). Além disso, em todas as situações de emissão podemos ter vários níveis de análise, de leitura vocal: leitura dos parâmetros físicos, psicológicos, sociais, culturais e educacionais de um determinado falante.

Nunca a voz teve tanto poder e tantas possibilidades de uso como as que hoje dispõe. Através dos registros em discos e fitas de gravação, do rádio, do telefone e de todo o sistema eletro-eletrônico de transmissão de ondas sonoras, quase nos acostumamos com a voz sem a presença do falante. Ouvimos a voz e o indivíduo está à nossa frente. Sua imagem viva forma-se em nossas mentes e uma série de projeções, sentimentos, emoções e julgamentos são automaticamente desencadeados pelo simples fato de ouvirmos.

Em contrapartida, a voz vem paralelamente perdendo seu valor. A enxurrada de sons em que estamos imersos nos torna cada vez menos sensíveis aos estímulos sonoros. Já não vemos nem percebemos quem fala. Somos decisivamente influenciados pelas vozes das pessoas com quem nos relacionamos, mas agimos de tal forma inconscientes que tomamos esta experiência como dada, ignorando o valor da comunicação. A repetitividade dos discursos também contribui para nos insensibilizar: "Já sei o que e como ele vai dizer". Decidimos então escutar menos, diminuindo a sensibilidade auditiva. Isto implica atribuir aos sons e às palavras um conteúdo cada vez mais

* Baseado em grupos vivenciais em "Audição Criativa", realizados em 1986, em São Paulo.

** Fonoaudióloga, Doutora em Distúrbios da Comunicação Humana pela Escola Paulista de Medicina e membro especialista adjunto à "Michigan State University".

*** Terapeuta Corporal, membro do "The Somatics Society", EUA.

neutro, mais débil. Procuramos abafar o impacto que o estímulo sonoro teria sobre nós. Fugimos da agressividade sonora para os nossos sonhos, longe da realidade. Lá podemos ouvir os sons da nossa fantasia, dos nossos teatros internos.

Mas os sons da nossa mente reproduzem o padrão do mundo exterior. Assim, mesmo que manipulemos nossa percepção auditiva, não conseguimos deixar de escutar um ruído ininterrupto. E sabemos, ainda sem termos consciência disso, que tão importante quanto os sons que escutamos é o silêncio, o espaço que existe entre eles. Sem este espaço, a comunicação seria impossível.

A normalidade de fonação é um conceito de aplicação ao nível estritamente individual, e nos leva a refletir sobre a mutabilidade do "padrão ideal de fonação".

Já em 1934, Karl Bühler, pesquisador alemão que conduziu um dos primeiros estudos científicos sobre audição vocal, comentava em seu livro *Sprachtheorie* ("Teoria da Fala") que qualquer emissão humana — falada, cantada ou até mesmo uma simples exclamação — apresenta três funções:

1. Função de representação — a voz comunica alguma coisa ou seja, seu uso está relacionado ao conteúdo da mensagem verbal.

2. Função de expressão — a voz revela alguma coisa do falante, como sua idade, seu nível sócio-econômico-cultural, seu estado emocional etc.

3. Função de apelo — a voz deseja e provoca uma reação no ouvinte, o que significa que existe sempre uma intenção, freqüentemente inconsciente, no tipo de voz que se utiliza no discurso.

Assim, a voz é o veículo de nossa inter-relação, de comunicação, um meio de atingir o outro. Nada nos assusta mais do que encontrarmos alguém que fala sozinho pelas ruas. Imediatamente o consideramos louco, única e exclusivamente porque não há o outro. E a voz só existe porque existe o outro. A voz é o "tato à distância", como tão bem conceituou Bonnier. Isto nos leva a refletir sobre o porquê de algumas vozes nos "tocarem" mais que outras, comunicando mais profundamente sua mensagem.

É uma experiência diária o fato de identificarmos uma pessoa pela sua voz. Quando falamos ao telefone com alguém que não conhecemos vai-se formando em nossa mente uma série de imagens que nos permitem visualizar nosso interlocutor. O refinamento deste processo é tal que, além de atributos mais simples como sexo, idade e procedência, chegamos a projetar, por vezes, o tipo de estrutura física, as expressões faciais e até mesmo a cor dos cabelos do interlocutor.

Essa percepção auditiva é uma habilidade natural que possuímos, e ela pode e deve ser desenvolvida, para que na relação terapêutica seja possível utilizá-la como instrumento de análise vocal. O desenvolvimento consciente desta habilidade está relacionado ao conceito de *audição criativa,* formulado por Paul Moses em 1948. O terapeuta precisa treinar-se para perceber corretamente uma voz e avaliar as inferências que fizer a partir dela.

No exemplo do telefone, se chegarmos a conhecer pessoalmente nosso interlocutor, poderemos comparar a imagem formada em nossa mente com o próprio indivíduo. Esta comparação, extremamente importante, ajuda-nos a reconhecer três pontos: 1) as características do falante (verbais e não-verbais) que se harmonizam com sua personalidade; 2) as características que estão em desacordo com sua personalidade; 3) as inferências falsas (projeções) do ouvinte. Assim, a *audição criativa* pode ser uma ponte entre as qualidades físicas de uma emissão e suas outras dimensões, como a psicológica, a social, a educacional e a ocupacional.

Para se chegar a esse tipo de avaliação vocal, sugerimos o aprendizado de quatro passos iniciais (Behlau & Ziemer, 1986a):

1. Ouvir sem projeções pessoais, ou seja, sem fazer incidir as próprias convicções sobre a expressão do falante, sem contaminar a percepção com as próprias emoções.

2. Separar a mensagem verbal da expressão vocal. Este é um passo muito importante, pois, se optamos pela mensagem verbal, perdemos parte da realidade do momento, do que realmente está acontecendo entre os interlocutores. A mensagem verbal é o construto intelectual da visão de mundo do falante; assim, somente ao separarmos a mensagem da expressão vocal poderemos nos aproximar do conteúdo e da intenção verdadeira do indivíduo, geralmente não explícitos.

3. Observar toda e qualquer reação motora ou emocional proveniente do estímulo vocal. Se as reações do ouvinte não estão contaminadas por suas próprias emoções, ele será capaz de perceber de forma nítida a dimensão não-verbal da comunicação, através de um processo de espelhamento. Para que isto possa ocorrer, o terapeuta precisa, necessariamente, já ter desenvolvido em si mesmo uma capacidade mínima de auto-observação ou análise.

4. Descrever, sem julgamentos ou interpretações pessoais, a experiência vivida, isto é, verbalizar a experiência da forma mais

objetiva possível, o que significa eliminar todo tipo de identificação com valorações e julgamentos (tais como bom/ruim, gosto/não gosto).

Através desses quatro passos podemos chegar ao objetivo do processo de *audição criativa*, que é o de fornecer ao falante o *feedback* das dimensões não conscientes de sua expressão vocal. Tal processo, sutil e profundo, poderá fornecer *insight* para que se possam eliminar os "ruídos" de toda ordem que perturbam a efetividade da comunicação inter e intrapessoal.

DIMENSÕES DE LEITURA DA QUALIDADE VOCAL

Qualidade vocal é o termo atualmente empregado para designar o conjunto de características que identificam uma voz humana. Ela se relaciona à composição dos harmônicos da onda sonora, à impressão total criada por uma voz. Era anteriormente chamada de *timbre*, mas hoje este vocábulo está tendo seu uso limitado apenas aos instrumentos musicais.

A qualidade vocal é o índice mais completo dos atributos da emissão de um indivíduo, sendo capaz de nos fornecer desde informações sobre suas características físicas até dados de sua formação educacional. Embora a qualidade vocal varie de acordo com o contexto da fala e com as condições físicas e psicológicas do indivíduo, há sempre um padrão básico de emissão que o identifica.

Diversos níveis de leitura vocal podem ser empregados na avaliação terapêutica; basicamente, as três dimensões consideradas são estas: biológica, psicológica e sócio-educacional.

As informações de natureza biológica dizem respeito às características anatômicas e fisiológicas do indivíduo, como sexo, idade, saúde geral, estrutura física global e específica dos órgãos que compõem o aparelho fonador. Não somente dados de conformação estrutural de cada um dos órgãos envolvidos, mas também a sincronia do funcionamento dos componentes da laringe entre si, entre a laringe e as caixas de ressonância, e entre o aparelho fonador e todo o corpo, fazem parte da dimensão biológica da qualidade vocal.

A dimensão psicológica fornece-nos informações sobre as características básicas da personalidade de um indivíduo e sobre seu estado emocional no momento da emissão. Embora ainda existam controvérsias sobre a confiabilidade da correlação entre os dados obtidos pela análise da dimensão psicológica e uma determinada qualidade vocal, é irrefutável o argumento de que ocorrem variações vocais nos diferentes estados emocionais. A maneira como um indivíduo usa sua voz reflete sua psicodinâmica.

Quanto à dimensão sócio-educacional devemos lembrar que os valores que ela adquire em uma determinada cultura são amplamente transferidos aos membros da comunidade, de maneira não explícita, através de um processo de aceitação e conseqüente imitação de determinados parâmetros de atuação. Os parâmetros relacionados à qualidade vocal também obedecem a essa regra, expressando-se através do sotaque, dos regionalismos, da seleção de certos modelos vocais como bons/positivos e de outros como ruins/negativos, e mesmo seleção de qualidades vocais inteiras que identificam grupos de indivíduos ou profissões (como voz de locutor, de padre, de policial, de professora etc.). A incorporação de padrões sociais e educacionais ocorre através de um processo de mimetismo cultural, onde consciente ou inconscientemente o indivíduo identifica-se ou tenta se identificar com um determinado grupo, adotando o padrão de emissão que o caracteriza.

Se enumerarmos os parâmetros passíveis de análise e de diferenciação, chegaremos a mais de setenta, dada a riqueza dos elementos indicativos contidos nas três dimensões da qualidade vocal. Optamos aqui por fazer algumas considerações sobre apenas dez desses parâmetros, aqueles que incidem mais diretamente sobre nossa percepção auditiva, ou seja, são transferidos de modo imediato do emissor ao ouvinte. São eles: 1) respiração; 2) altura vocal; 3) extensão vocal; 4) registros; 5) intensidade; 6) ressonância; 7 articulação; 8) patos; 9) maneirismo; 10) melisma.

CONSIDERAÇÕES SOBRE OS PARÂMETROS DE LEITURA VOCAL

1. *Respiração*

Etimologicamente, *respirar* significa *insuflar de vida.* Embora a função primária da respiração seja efetuar trocas gasosas entre o meio ambiente e o organismo, imprescindíveis à continuidade da vida, os antigos já sabiam que a respiração não representa apenas um mecanismo fisiológico para a captação de oxigênio e eliminação de gás carbônico.

Há milênios sabe-se que o ciclo da respiração, o inspirar e o expirar, está ligado a todos os ciclos da natureza e que é por este processo que o corpo e a mente do homem são alimentados de uma energia sutil. Esta energia recebe vários nomes: *prana* para os hindus, *ki* para os japoneses, *chi* para os chineses ou *força vital* para os ocidentais. Vários métodos respiratórios foram desenvolvidos no sentido de prover o organismo humano dessa energia, pois acredita-se que sua falta resulta num desequilíbrio do estado psicossomático.

O ciclo respiratório apresenta duas fases, separadas entre si por um pequeno intervalo: a inspiração e a expiração. Na respiração em repouso, o tempo da fase inspiratória é, em média, três vezes maior que o da fase expiratória. Nos bebês isto é facilmente observável: porém, na medida em que se vai desenvolvendo a linguagem, o tempo de expiração torna-se acentuadamente mais longo, para propiciar um adequado tempo de sustentação da fonação. Existe inclusive a hipótese de que o choro infantil serviria como um treinamento para a expansão desta fase respiratória. Assim, durante a fonação necessitamos de uma expiração muito mais lenta para a "construção das frases", e tanto mais lenta e controlada quanto mais longa for a emissão.

A inspiração é a fase eminentemente ativa do ciclo respiratório: o diafragma, músculo principal neste processo, passa de sua posição natural em cúpula a uma retificação; concomitantemente, com o auxílio da ação dos músculos intercostais internos, aumenta o volume da caixa torácica. Toda esta fase é regulada de forma reflexa por um centro bulbar, porém uma série de interferências pode ser introduzida, principalmente por via emocional.

Durante a fonação a inspiração deve ser de modo buconasal alternado, rápida, silenciosa e efetiva, ou seja, deve haver condições suficientes para que o aporte de ar necessário entre nos pulmões.

A expiração, essencial para a fonação por vias laríngeas, é um processo passivo, resultante do relaxamento do diafragma e da elasticidade das paredes musculares da caixa torácica, o que provoca a expulsão do ar contido. Durante a fonação há também a solicitação da contração dos músculos intercostais externos e de toda a árvore traqueobrônquica. De acordo com o tipo de emissão — o canto, por exemplo — pode intervir uma série de contrações ativas para sustentar uma determinada nota musical.

Para uma fonação normal, é essencial que as forças aerodinâmicas estejam equilibradas com as forças mioelásticas da laringe, de modo que o resultado não seja uma fonação demasiadamente soprosa (com o predomínio das forças aerodinâmicas) ou excessivamente tensa (quando predominam as forças mioelásticas).

Esta é, de forma resumida, a visão do processo respiratório com o qual estamos acostumados a lidar. Existe, porém, um segundo nível de análise, onde a respiração é considerada um dos mais importantes elementos de reflexo da dinâmica emocional de um indivíduo, a pulsação básica da vida: entramos neste mundo pela primeira respiração e dele nos despedimos através do "último suspiro".

Sob o ponto de vista psicológico, a respiração indica os ritmos da vida, e é o processo mais flexível de nosso organismo, o primeiro a se alterar em resposta a qualquer estímulo interno ou externo. Assim, a respiração influencia e é influenciada pelo estado psicossomático em que nos encontramos; podemos modificar conscientemente nosso estado físico e mental pela maneira como respiramos.

Apesar de seu caráter sutil, a respiração pode ser observada como experiência visível de nossa conexão com a terra. Quando respiramos superficialmente, experienciamos uma falta de ligação com o solo, com a qualidade sólida de nossa existência, "vivemos no ar". Quando a respiração é calma, profunda, regular e harmônica, nossa energia aumenta e todo o organismo se equilibra, a mente torna-se lúcida e o corpo alerta e sensitivo, a audição fica mais acurada, as cores mais vibrantes e a experiência vivencial aprofunda-se (Tulku, 1984).

Várias observações podem ser feitas considerando-se a respiração quanto à profundidade e o volume respiratório, a freqüência dos ciclos, a relação entre as duas fases e a relação entre o volume de ar e a qualidade vocal utilizada. O equilíbrio da dinâmica respiratória expressa integridade de personalidade, enquanto alterações patológicas deste processo refletem níveis diversos de fragmentação emocional.

Quando estamos agitados e excitados, nossa respiração torna-se irregular: um ciclo respiratório curto e rapidamente repetido é a única possibilidade respiratória nesse momento. Assim, no estado ansioso, não conseguimos uma sustentação adequada da emissão: ela treme, torna-se instável, e uma relação adequada entre a quantidade de ar e a altura vocal é então muito difícil de ser conseguida.

Pessoas ativas e energéticas apresentam em geral uma respiração mais profunda, ao passo que pessoas com pouca motivação apresentam um ciclo respiratório superficial, onde quase não se observam movimentos na região torácica; pessoas pacientes e persistentes tendem a um equilíbrio quase perfeito entre as duas fases do processo, ao passo que pessoas deprimidas apresentam um decréscimo na freqüência respiratória.

Sabemos que é através de uma respiração completa, costodiafragmática, que tomamos contato com nossos níveis psicoemocionais mais bloqueados; é fácil observarmos em nós mesmos, nas situações em que queremos evitar tais contatos, como reprimimos a movimentação do diafragma, superiorizando e restringindo o fluxo respiratório. A inibição da respiração é uma das mais imediatas, primárias e eficazes reações de defesa (Reich, 1973; Gaiarsa, 1986).

Se entendemos que a respiração é o elemento de ligação entre o corpo e a mente, somos levados a concluir que ela pode se tornar um excelente veículo para compreendermos como eles funcionam.

2. *Altura vocal*

Altura vocal é um parâmetro diretamente ligado à freqüência de vibração das pregas vocais. Por definição, a freqüência de vibração das pregas vocais é a freqüência da fonte glótica (fg), a freqüência fundamental da voz (fO), a freqüência do primeiro harmônico (f1) e a freqüência da onda complexa (FO); assim, fg = fO = f1 = FO (Tosi, 1979).

Os valores das freqüências fundamentais, para homens, mulheres e crianças numa população de 90 sujeitos da cidade de São Paulo, obtidos por análise computadorizada, foram de, respectivamente, 113,01 Hz, 204,91 Hz e 235,76 Hz (Behlau, 1984; Behlau, Tosi & Pontes, 1985). Embora estes sejam os valores médios encontrados, as freqüências fundamentais das vozes masculinas podem variar de 80 a 150 Hz, as femininas de 150 a 250 Hz, e as infantis encontram-se acima de 250 Hz.

A qualidade da emissão de uma vogal prolongada requer um acurado controle do sistema nervoso central. Os ciclos sucessivos de vibração das pregas vocais não são iguais entre si, apresentando uma pequena variabilidade (Von Leden e col., 1958; Liberman, 1961), que se processa em dois sentidos: variação na altura — denominada *jitter* — e na intensidade — denominada *shimmer*. Os valores médios dessas variações para falantes do português brasileiro foram determinados em laboratório (Behlau, Tosi & Pontes, 1985); porém, a simples observação auditiva da qualidade da sustentação de uma vogal fornece-nos subsídios para avaliar a inter-relação das forças mioelásticas da laringe e aerodinâmicas da corrente aérea pulmonar. Assim, uma não sustentação adequada pode indicar desde falta de treinamento vocal e alterações emocionais até uma incipiente manifestação de doenças neurológicas, como ocorre na doença de Parkinson (Harada, 1987).

A sensação psicofísica relacionada à altura, ou seja, como julgamos um som, considerando-o mais grave ou mais agudo, depende basicamente da freqüência fundamental deste som, embora haja também a influência por sua intensidade e ressonância. Tal correlato psicofísico da freqüência fundamental recebe o nome de *pitch*, e pode ser medido através da escala de mels.

O uso de um determinado *pitch* tem relação direta com a intenção do discurso, de tal forma que um clima alegre é passado através de tons mais agudos, associados à maior gama tonal, ênfase mais marcada e maior velocidade de fala (como ao contarmos algo que nos deixou muito felizes); um clima mais triste ou melancólico, por sua vez, é passado com o uso de tons mais graves, associados a uma gama tonal mais restrita, de intensidade reduzida e menor velocidade de emissão (como ocorre ao comentarmos um acidente triste ou quando conversamos num velório).

Em geral, pessoas de personalidade mais autoritária apresentam vozes mais graves, com emissão marcada e clareza de articulação ("ele chegou e falou grosso", isto é: chegou e mandou!), e pessoas menos dominadoras, mais dependentes, tendem a emissões mais agudas, semelhantes às vozes infantis, geralmente acompanhadas de articulação pouco definida.

3. *Extensão vocal*

Extensão vocal é o número de notas que um indivíduo pode emitir, da mais grave à mais aguda. Todo ser humano possui três faixas de extensão vocal: a potencial, a da voz cantada e a da voz falada. As regiões da extensão potencial que podem ser usadas para o canto e para a fala são também chamadas de tessitura da voz cantada e tessitura da voz falada, respectivamente.

A extensão vocal potencial vai do tom mais grave ao mais agudo possível, não importando a qualidade vocal conseguida e o nível de esforço necessário para atingi-los; depende, basicamente, da constituição de cada aparelho fonador. A tessitura da voz cantada inclui todos os tons que apresentam uma qualidade vocal musical, balanceada, emitidos com facilidade e de sonoridade agradável ao ouvinte. A tessitura da voz falada abrange as notas que utilizamos na conversação sem gerar fadiga vocal, correspondendo aproximadamente a um terço da faixa potencial.

Assim, um indivíduo pode emitir tons muito agudos ou graves, que fazem parte de sua extensão potencial e, no entanto, não conseguir utilizá-los em sua voz cantada ou falada.

A restrição ao uso do potencial vocal é uma realidade de cada cultura e cada sociedade, e geralmente chegamos à idade adulta com "o que restou de nossa voz" (Behlau & Ziemer, 1986b); a extensão potencial é determinada constitucionalmente, mas o seu uso, a seleção de uma extensão de tons mais ou menos ampla, depende de fatores ambientais, emocionais, educacionais e patológicos, que dizem respeito à história individual de cada ser.

As diferentes culturas selecionaram diferentemente suas tessituras, algumas apresentando a voz falada e a cantada bastante próximas, como no italiano (cuja voz falada nos parece cantada), ou distantes, como no japonês (que apresenta a tessitura da voz falada bem mais grave que a da cantada). Algumas línguas permitem maior variedade de tons em suas emissões, como se percebe na comparação entre o italiano e o alemão: uma voz considerada normal na Itália pode ser considerada patológica na Alemanha, e vice-versa.

Há também a extensão vocal determinada por circunstâncias histórico-sociais precisas; na década de 70, acompanhando os movimentos de libertação feminina, observavam-se, por exemplo, mulheres falando em tessitura vocal de contralto, com emissões nem sempre naturais, mas forçadas pela adoção de um modelo vocal de autoridade e poder.

A classificação vocal se faz de acordo com as características principais de uma determinada voz. O critério mais comumente empregado é o da extensão vocal, mas não deve ser o único, pois, depois de trabalhadas, as vozes freqüentemente modificam sua extensão. Portanto, para não prejudicar o desenvolvimento vocal de uma pessoa, classificações prematuras devem ser evitadas ou realizadas com muita reserva.

A voz cantada é geralmente dividida em quatro categorias principais: soprano e contralto — vozes femininas —, e tenor e baixo — vozes masculinas. A essas categorias principais acrescentam-se mais duas: mezzo-soprano, para as mulheres, e barítono, para os homens, intermediárias às duas anteriores. O que esta classificação indica é que as vozes diferenciam-se em extensão e em qualidade vocal.

Deve-se levar em conta uma série de critérios para se categorizar uma voz, dos quais podemos ressaltar os seguintes: 1) estrutura corporal do falante; 2) características anatômicas da laringe; 3) características funcionais da emissão; 4) características de personalidade.

1. *Estrutura corporal do falante* — O tipo físico tem sido tradicionalmente considerado como um fator importante para a classificação da voz e, embora com o passar dos tempos tenham-se observado inúmeras exceções, continua valendo a regra geral de que quanto mais alto é o indivíduo, mais grave é sua voz, a nível de tessitura vocal. O "típico tenor de cantina italiana" é de estatura baixa, compleição atarracada, pescoço largo, apresentando voz aguda e de grande extensão. Da mesma forma, "o típico padre", com voz de baixo, apresenta uma estatura alta, é magro e tem pescoço alongado, transmitindo a sua voz o caráter autoritário e tranqüilizador ideal para sua função.

2. *Características anatômicas da laringe* — De modo geral, laringes pequenas são geradoras de vozes agudas, e laringes grandes, de vozes graves. Desta forma, pregas vocais curtas favorecem a emissão de vozes agudas, e pregas vocais longas, de vozes graves. Aqui também encontramos exceções, mas a regra geral auxilia a direcionar a classificação vocal. A correlação do tamanho e forma das cavidades supraglóticas (como o tamanho da cavidade bucal, a conformação e

medidas do palato duro e mole) e a classificação vocal vem sendo objeto de numerosos estudos.

3. *Características funcionais da emissão* — Neste item devemos considerar a região de tons em que o indivíduo apresenta, espontaneamente, maior facilidade, conforto e beleza à emissão. A extensão vocal de mais fácil emissão é, sem dúvida, o parâmetro mais amplamente difundido para se realizar a classificação vocal. As médias das extensões para os diferentes tipos de vozes são as seguintes:

AGUDO

VOZES FEMININAS:

- soprano — de Dó3 a Dó5
- mezzo-soprano — de Lá2 a Lá4
- contralto — de Fá2 a Fá4

VOZES MASCULINAS:

- tenor — de Dó2 a Dó4
- barítono — de Lá1 a Lá3
- baixo — de Fá1 a Fá3

GRAVE

O máximo esplendor de uma voz ocorre entre 25 e 50 anos de idade, quando se inicia o processo natural de deterioração vocal, denominado presbifonia, amplamente variável de indivíduo para indivíduo, de acordo com sua saúde geral, seu treino de voz e sua história de vida.

4. *Características de personalidade* — Os papéis das óperas nos oferecem um rico material sobre a personalidade projetada num determinado tipo vocal. Das vozes femininas, as mais agudas, como as de soprano, costumam interpretar papéis de jovens donzelas, moças ingênuas ou mulheres infantis, ao passo que as vozes mais graves, como as de contralto, são destinadas a papéis de mulheres trágicas, amantes ou jovens imberbes. Das vozes masculinas, as mais agudas, como as de tenor, interpretam papéis de jovens heróis ou cômicos, e as mais graves, como as de baixo, são designadas a papéis de figuras autoritárias, padres, nobres, vilões ou conselheiros. Assim, vozes mais agudas costumam estar relacionadas a personalidades mais imaturas, mais infantis, e a indivíduos alegres, enquanto vozes mais graves estão em geral associadas a personalidades mais maduras e a indivíduos tristes ou depressivos.

4. *Registros*

O termo *registro* deriva dos instrumentos musicais, especialmente do órgão, onde está relacionado a um grupo de tubos controlados por um mesmo fole ou pedal. Em relação à voz humana, o registro refere-se aos diversos modos de emitir os sons da tessitura. Assim, as freqüências de um registro apresentam qualidade vocal quase idêntica, com mesma base fisiológica, perceptual e acústica, ou seja, sons de um mesmo registro apresentam um caráter uniforme de emissão que permite distingui-los de sons de outros registros.

A questão dos registros vocais é bastante controvertida na literatura científica, chegando alguns autores a ignorar a existência desse parâmetro de classificação, enquanto outros os categorizam em sete tipos.

Os principais registros vocais são três: basal, modal e elevado, com zonas de passagem entre eles.

O registro basal é o que apresenta as freqüências mais graves de toda a tessitura, variando de 10 a 70 Hz, recebe também o nome de pulsátil, pois perceptualmente é assim caracterizado, chegando-se a ouvir os pulsos de vibração (pequenas explosões) durante a emissão. A intensidade nesse registro é muito débil e a observação laringoscópica mostra pregas vocais curtas e grossas. A corrente aérea entre as pregas vocais é mínima, mas a pressão subglótica é muito elevada. Todos somos capazes de emitir notas nesse tipo de registro, mas algumas pessoas usam-no constantemente em sua fonação, como "recurso de técnica vocal", sendo observado principalmente em locutores, nos finais das frases, o que deve ser evitado, pois prejudica as pregas vocais.

O registro modal é o que utilizamos geralmente em nossa fala habitual. Consta de três subdivisões: peito, misto e cabeça, também chamados respectivamente de grave, médio e agudo. As freqüências fundamentais neste registro estão entre 80 e 560 Hz. Por sua importância, as subcategorias de peito e cabeça são também designadas como registro de peito e registro de cabeça.

No registro de peito encontramos a laringe baixa, pregas vocais espessas e com grande massa, superfície de contato extensa à fonação e vibrações amplas; portanto, tal configuração facilita a emissão de tons graves e é encontrada predominantemente nos homens.

A subcategoria mista, ou média, representa uma fase intermediária entre o peito e a cabeça e corresponde, fisiologicamente, ao início da contração do músculo cricotireoídeo, na passagem da configuração dos ajustamentos musculares da região do peito para a da cabeça. Nesta subcategoria geralmente as notas quebram, o que pode ser compensado com o treino, não se observando tal dificuldade nas boas emissões.

No registro de cabeça encontramos a laringe em posição alta no pescoço, com pregas vocais tensas e alongadas, com mínima superfície de contato e vibrações em menor extensão; esta configuração facilita a emissão de tons agudos e encontra-se predominantemente nas mulheres.

O registro elevado apresenta no mínimo duas subcategorias: falsete e flauta. Nele estão as freqüências mais agudas que podemos emitir, de 160 a 800 Hz. Em relação ao registro modal apresenta uma fonação suficientemente distinta para constituir uma categoria diferente, embora, a princípio, possamos fazer alguma confusão entre as subcategorias cabeça e falsete. Nesse registro as intensidades de emissão são débeis, as pregas vocais apresentam-se muito delgadas e a superfície de contato é mínima, apenas no terço anterior, com vibrações restritas a esta região, havendo sempre uma fenda, isto é, não se observa um fechamento completo das pregas vocais. Evidentemente a corrente aérea entre as pregas vocais é mínima e está sempre presente, o que por vezes reflete-se numa emissão levemente soprosa.

Homens e mulheres podem apresentar todos os registros acima descritos, mas, naturalmente, vozes masculinas têm maior facilidade e preferência pelos registros graves, enquanto vozes femininas direcionam-se para os agudos. Quanto ao falsete, embora popularmente se incluam apenas vozes masculinas agudas como pertencentes a esta subcategoria, mulheres também são capazes de utilizar esse tipo de emissão e realmente o fazem.

Na conversação diária usamos os dois registros básicos da emissão — peito e cabeça — de acordo com a situação e o contexto lingüístico. Para as perguntas tendemos a usar o registro de cabeça, e para as afirmações, constatações ou reflexões, o de peito. O uso balanceado desses dois tipos de emissão indica, em geral, uma personalidade em equilíbrio. Alguns indivíduos apresentam um uso divergente desses registros, passando de emissões de peito a emissões de cabeça sem relação com o discurso e sem consciência dessa alteração, procedimento que foi qualificado como inabilidade funcional de controle fonatório, expressando profundo conflito de identificação (Moses, 1954).

5. *Intensidade vocal*

Intensidade vocal é um parâmetro físico ligado diretamente à pressão subglótica da coluna aérea que, por sua vez, depende de uma série de fatores, como amplitude de vibração e tensão das pregas vocais.

A sensação psicofísica relacionada à intensidade, ou seja, como julgamos um som, considerando-o mais forte ou mais fraco, recebe o nome de *loudness.* Como a percepção do ouvido humano é logarítmica e não linear, em geral expressamos a intensidade numa escala de decibels, acreditando que o número de decibels correlaciona-se aproximadamente com a sensação de *loudness.* Isto não se provou verdadeiro e, neste sentido, deveríamos expressar a *loudness* de um som através das escalas de sons ou sones; o decibel, porém, é a unidade universalmente utilizada (Tosi, 1979).

No nível da dimensão psicológica, a intensidade vocal é um parâmetro que permite numerosas interpretações, e é de difícil atuação terapêutica, quando se encontra alterada. O nível de intensidade expressa como lidamos com a noção de limite próprio e limite do outro. Podemos utilizar uma voz de comando através de uma forte intensidade vocal, mas, por outro lado, podemos conseguir o mesmo objetivo usando uma voz em intensidade mínima, apenas colocando nossa intenção na articulação e na ênfase das palavras. No extremo positivo, uma intensidade elevada indica franqueza de sentimentos, vitalidade e energia; porém, no extremo negativo indica "falta de educação" e de paciência.

Uma palavra acentuada costuma ser mais intensa, mais aguda e mais longa. A ênfase é expressa principalmente através do aumento de intensidade de uma palavra ou frase, e a habilidade de usá-la em partes específicas de um discurso denota a compreensão do exato sentido que se quer conferir à mensagem. Intensidade e altura estão geralmente relacionadas, e vozes agudas tendem a ser mais intensas, por facilitação da dinâmica laríngea.

O controle da intensidade requer a consciência da exata dimensão do outro, um refinado controle da projeção da voz no espaço. Uma intensidade fraca não atinge o ouvinte, e pode expressar pouca experiência nas relações interpessoais, timidez, medo da reação do outro ou complexo de inferioridade. Por sua vez, uma intensidade demasiadamente forte invade o ouvinte e o deixa numa situação muito desconfortável. Pessoas com caráter invasivo e dificuldade em respeitar os limites próprios e os do próximo tendem a utilizar uma forte intensidade vocal, podendo-se tornar indesejáveis; nesses casos, a dificuldade de atuação terapêutica deve-se ao fato de que tal modelo de emissão está profundamente enraizado e surge inconscientemente. O uso de uma intensidade forte pode também estar relacionado a situações de modelo vocal familiar, como nas famílias de línguas latinas. Ao se iniciar o trabalho terapêutico deve ser previamente descartada uma deficiência auditiva ou alterações neurológicas que poderiam justificar um uso inadequado da intensidade.

6. *Ressonância*

Em termos gerais, a *ressonância* consiste no reforço da intensidade de sons de determinadas freqüências do espectro sonoro e no amortecimento de outras. Do sistema de ressonância vocal constam uma série de estruturas e cavidades do aparelho fonador — pulmões, laringe, faringe, cavidade bucal, cavidade nasal e seios paranasais —, também chamadas de caixas de ressonância.

Pelas características das estruturas que o compõem, o sistema de ressonância é extremamente flexível e vai tendo sua geometria tridimensional infinitamente modificada, durante a produção da fala.

A ressonância é responsável, em grande parte, pelas características estéticas de uma voz, embelezando-a ou não, tornando-a agradável ou desagradável e projetando-a num ambiente de modo mais ou menos adequado, ou menos adequado. O ambiente, por sua vez, é também uma caixa de ressonância, possuindo características particulares que podem melhorar ou piorar a projeção e a qualidade de uma voz.

O uso excessivo ou restrito de alguma das caixas de ressonância gera um desequilíbrio neste sistema. Pessoas que apresentam ressonância equilibrada, com riqueza de harmônicos amplificados na voz, conseguem mais nuanças em suas expressões, exteriorizam melhor a emoção, o que reflete um refinado trabalho muscular.

Uma ressonância excessivamente laringofaríngea confere à emissão uma característica tensa, com voz de qualidade "estrangulada" nas alterações mais severas. A voz está "presa na garganta" e não há riqueza de harmônicos, sendo geralmente encontrada em pessoas com dificuldade em trabalhar sentimentos de agressividade e que se encontram desgastadas ou sobrecarregadas.

O uso excessivo da cavidade oral transfere à emissão uma característica afetada, e em geral revela uma personalidade de caráter narcisista. Este dado costuma estar associado a uma articulação exagerada.

Por sua vez, o uso excessivo da ressonância nasal, quando descartados os fatores orgânicos ou funcionais de alteração do palato mole, pode estar relacionado a características emocionais de afetividade e sensualidade. É interessante notar que o francês possui numerosos sons nasais e nasalizados e é visto como uma língua afetiva e romântica. A voz das pessoas extremamente racionais, por outro lado, é literalmente "seca".

Pode-se ainda estabelecer uma relação de caráter genérico entre o tipo de ressonância e o clima. Populações que vivem em clima muito quente tendem a evitar esforço muscular desnecessário e utilizam uma emissão com maior predominância de nasalidade, o que podemos perceber comparando, por exemplo, a emissão do Nordeste brasileiro com a do Rio Grande do Sul.

7. *Articulação*

A *articulação* diz respeito ao processo de formação e de produção dos sons, e ao encadeamento destes na fala, o que é denominado *co-articulação.* Uma articulação bem definida permite ao falante transmitir uma sensação de franqueza, desejo de ser compreendido e clareza de idéias (mesmo que, na realidade, elas não sejam claras).

O termo *dicção* refere-se a tudo o que envolve o ato de dizer e, especificamente, à maneira de articular os sons, sendo um conceito mais usado em oratória.

Uma emissão com sons bem definidos e claros indica controle da dinâmica fonatória e confere credibilidade ao falante, mesmo se ele não possuir uma voz de qualidade especialmente bela ou potente. Já uma fala mal articulada, com sons distorcidos ou emitidos sem a necessária precisão, desvaloriza o conteúdo expresso pelo falante, pois em geral não consegue captar o interesse do ouvinte: mesmo fatos admiráveis podem passar despercebidos se expressos com uma articulação pobre. A falta de exatidão na construção das palavras pode também indicar dificuldades na organização mental, ausência de preocupação em ser compreendido ou mesmo falta de vontade de se comunicar. Por outro lado, uma articulação exagerada, facilmente detectada pelo ouvinte, indica certo grau de narcisismo.

Todos apresentamos variações na qualidade da articulação, dependendo do domínio que temos do discurso, da confortabilidade da situação de comunicação e da aceitação mútua entre os interlocutores; uma inexatidão articulatória temporária expressa apenas perda de controle emocional em uma situação.

O ritmo e a velocidade da emissão são dois outros parâmetros intimamente conectados à articulação. O ritmo é a experiência mais forte que temos interiorizada e vai se formando desde nossa vida fetal. Ritmo é movimento, tensão e relaxamento, periodicidade, oposição. O ritmo da fala traduz a habilidade de fazer fluir o pensamento em palavras, e deve ser muito bem dosado. Um ritmo excessivamente rígido, regular e uniforme é artificial, mais próximo da máquina que da natureza humana, enquanto um ritmo extremamente irregular confunde o ouvinte e reduz a efetividade da comunicação.

Os parâmetros que se seguem — patos, maneirismo e melisma — fazem parte do terceiro plano projetivo da voz, de acordo com Moses (1954), e foram por ele conceituados da seguinte maneira:

8. *Patos*

Patos é a qualidade vocal que revela o modo de ser de uma pessoa, expressa aspectos de sua relação consigo mesma e com a sociedade que ela integra; é o que transparece da pessoa através de sua voz, a expressão de impulsos genuínos de apelo e rejeição. O patos não implica esforço consciente, técnica vocal nem aprendizado; ao contrário, trata-se de uma característica adquirida e exteriorizada inconscientemente, espelhando-se nos intervalos melódicos da fala e nas pausas utilizadas no discurso. Neste sentido, portanto, a identificação do patos depende de que o falante e o ouvinte estejam unidos por uma mesma linguagem de relações sociais e afetivas.

9. *Maneirismo*

Maneirismo é uma caricatura pobre do patos, um exibicionismo vocal que pode ser facilmente identificado porque é não-fisiológico, não-natural. O maneirismo nunca é criativo: é como estar sempre falando em superlativos. O exemplo típico, oferecido por Moses, é o do comentarista de rádio que fala, com o mesmo entusiasmo, da situação internacional e da pasta dental de seu patrocinador.

Alguns maneirismos refinados representam a tentativa de fugir da própria identidade vocal, buscando uma identificação com um grupo que se acredita ser melhor ou mais conveniente no momento. O uso de maneirismos indica uma tentativa de se expressar sentimentos que não são reais e, neste sentido, pode representar um pré-estádio da desordem interior, da neurose.

10. *Melisma*

Melisma é a expressão vocal do apelo pessoal, um apelo deliberado que se faz ao ouvinte. Difere do maneirismo porque deriva de um sentimento genuíno, não elaborado artificialmente; difere também do patos, por não ser necessariamente inconsciente. Todos nós usamos do melisma quando insistimos em algo que queremos; mas, para ser eficaz, não pode conter exageros vocais. Se o apelo deixa de ser sincero, o melisma transforma-se em maneirismo.

* * *

A diminuição da sensibilidade auditiva é o recurso de que lançamos mão para escapar ao bombardeio sonoro a que somos diariamente submetidos: tentamos nos refugiar em nosso mundo interior. Porém, mesmo as experiências interiores estão impregnadas do padrão sonoro do mundo externo, o que nos mantêm sempre envolvidos num barulho ininterrupto. Nesse processo, perdem-se possibilidades de uma comunicação efetiva: os sons e as palavras tendem a se revestir de um significado cada vez mais neutro.

Por estarem a voz e a audição intimamente ligadas, acreditamos que a confusão interior, o ruído da mente e a conseqüente insensibilidade aos sons têm uma influência decisiva na produção vocal do indivíduo. Assim, precisamos compreender a audição em dois níveis: como um sentido que fornece *feedback* de nossa voz, sendo, portanto, um dos apoios para uma produção vocal natural e equilibrada, e como instrumento de análise das dimensões não-físicas da voz.

Bibliografia

Behlau, M. S.; Tosi, O.; Pontes, P. A. L. Determinação da freqüência fundamental e suas variações em altura ("jitter") e intensidade ("shimmer"), para falantes do português brasileiro. *Acta AWHO, 4*:5-9, 1985.

Behlau, M. S. & Ziemer, R. A inter-relação corpo-voz. *Acta AWHO, 5*:5-7, 1986a.

———. *Audição Criativa.* São Paulo, Gráfica EPM, 1986b. 6 p. /apostila/.

Buhler, K. *Sprachtheorie.* Jena, Fischer, 1934.

Gaiarsa, J. A. *Sexo, Reich e eu.* São Paulo, Ágora, 1986.

Harada, K. S. *Uma análise da fala de pacientes portadores de doença de Parkinson: espectrográfica de formantes, computadorizada de freqüência fundamental, "jitter", "shimmer" e de pausas articulatórias.* São Paulo, 1987. 56 p. Monografia de Especialização em Fonoaudiologia. Escola Paulista de Medicina.

Moore, P. & Von Leden, H. Dynamics variations of the vibratory pattern in the normal larynx. *Folia phoniat., 10*:205-38, 1958.

Moses, P. Vocal analysis. *Arch. Otolaryng., 48*:171-86, 1948.

———. *The voice of neurosis.* Nova York, Grune & Stratton, 1954.

Reich, W. *The cancer biopathy.* Nova York, Ferrar, Straus and Giroux, 1973.

Tosi, O. *Textbook of phisics for audiologists and speech pathologists.* Lansing, Linko Copies, 1979.

Tulku, T. *Gestos de equilíbrio.* São Paulo, Pensamento, 1984.

Von Leden, H.; Timcke, A. & More, P. Laryngeal vibrations: measurements of the glottic wave. Part 1. The normal vibration cicle. *Arch. Otolaryng., 71*:16-35, 1958.

RELATO DA EXPERIÊNCIA TERAPÊUTICA EM CASOS DE PARALISIA DE PREGA VOCAL POR LESÃO UNILATERAL DO NERVO RECORRENTE

Silvia Maria Rabelo Pinho *

As paralisias de prega vocal unilaterais são multifatoriais, desde as originadas a nível de sistema nervoso central, processos tumorais de pescoço e mediastino, aneurismas e hipertrofia cardíaca, processos inflamatórios, até fatores de ordem iatrogênica e idiopática.

Serão abordados somente os casos em que não há curso progressivo da causa etiológica, restando apenas a paralisia como seqüela.

O exame foniátrico e a avaliação fonoaudiológica serão a base da terapia vocal.

Aspectos importantes devem ser considerados para a realização do plano terapêutico.

1. POSIÇÃO DA PREGA PARALISADA

A fixação da prega vocal pode ocorrer em quatro posições diferentes: em abdução, em posição intermediária, paramediana e mediana.

A paralisia em abdução é rara e a terapia fonoaudiológica isolada não traz resultados satisfatórios, havendo necessidade de intervenção cirúrgica, o que geralmente também ocorre na maioria dos pacientes com paralisia em posição intermediária.

Em casos de paralisia em posição paramediana e mediana que, felizmente, são os mais comuns, bons resultados são obtidos com o trabalho fonoaudiológico. É importante salientar que quanto mais próximo da linha média estiver a prega vocal paralisada, mais efetivo será o fechamento glótico às custas da prega sadia e, portanto, mais fácil será a recuperação vocal.

* Fonoaudióloga do Hospital do Servidor Público Municipal e Mestre em Distúrbios da Comunicação Humana pela Escola Paulista de Medicina.

2. FORMA DA PREGA VOCAL PARALISADA

A musculatura envolvida na paralisia sofre atrofia pela perda da inervação. Dependendo do grau dessa atrofia muscular, a prega vocal pode ficar com sua borda livre retilínea, arqueada ou em cortina.

O fechamento glótico às custas da prega vocal sadia é facilitado no caso de borda retilínea, considerando-se também o aspecto já mencionado em relação à posição.

Com a borda arqueada, mesmo que a posição da prega vocal paralisada seja favorável e que a aproximação das aritenóides ocorra com firmeza, a coaptação entre as pregas é prejudicada, pois permanece uma fenda semifusiforme. A maioria das vezes, nestes casos, mesmo com a realização de terapia fonoaudiológica, as características vocais obtidas são insatisfatórias, havendo necessidade de correção cirúrgica deste arqueamento.

Com a borda da prega vocal em cortina, o resultado costuma ser satisfatório, pois consegue-se um deslocamento vicariante da aritenóide oposta que permite o fechamento; por outro lado deve-se lembrar que os dois terços anteriores das pregas vocais são os mais importantes para a fonação. Nestes casos, a coaptação a este nível costuma ser adequada.

3. MASSA VIBRANTE DA PREGA VOCAL PARALISADA

Logo após o estabelecimento da paralisia, há flacidez da prega como um todo. No decorrer do tempo, aproximadamente após duas semanas, com a degeneração muscular decorrente da falta de inervação, há enrijecimento dos tecidos, que pode inclusive envolver a mucosa. Quanto maior o enrijecimento adquirido, maior é a dificuldade de recuperação da voz, devido à diferença existente na vibração entre as duas pregas vocais.

Outros aspectos devem ser observados. A prega vocal paralisada tende a se desnivelar, posicionando-se a um nível inferior ao da prega vocal ativa. Além disso, pode ocorrer uma rotação da laringe, o que geralmente ocorre quando o laríngeo superior também é paralisado. Em ambos os casos, há um prejuízo no fechamento glótico.

As conclusões da avaliação fonoaudiológica são determinadas de acordo com as situações acima expostas, devendo ser consideradas as características individuais de cada paciente.

A voz poderá variar desde afonia e voz soprosa até voz normal, porém de pouca intensidade, dependendo da posição e aspecto da prega vocal paralisada. Poderá ser grave ou aguda, dependendo de sua massa vibrante, mas geralmente ela é bitonal, devido à diferença de vibração entre as duas pregas. O padrão respiratório observado na maioria das vezes é o costal superior, com respiração ofegante, tempos expiratórios reduzidos e coordenação pneumofonoarticulatória bastante prejudicada, com uso de ar de reserva.

É comum o paciente referir fadiga rápida na voz e freqüente sensação de "falta de ar". Convém lembrar que esta sensação não se deve à redução da passagem aérea durante a inspiração, e sim à dificuldade no fechamento glótico durante a emissão vocal, que provoca perda excessiva de ar durante a fonação. Os ataques vocais na maioria das vezes são aspirados e suaves, mas podem ser bruscos, dependendo das condições de fechamento glótico. Mesmo com ataque vocal brusco, a manutenção da firmeza glótica é dificultada, havendo uma tendência à emissão de voz aspirada no restante da emissão, que leva inclusive a um prejuízo na intensidade. A extensão vocal sofre redução significativa, e durante modulação em fala ou em canto são freqüentes as quebras na sonoridade.

Nesses casos observa-se acentuada tensão compensatória a nível de musculatura extrínseca da laringe e de órgãos fonoarticulatórios, na tentativa de se obter melhor fechamento glótico.

É interessante notar que a fonação com cabeça inclinada a favor do lado paralisado é dificultada. Quando a inclinação se faz para o lado oposto, a emissão vocal é facilitada, havendo uma melhora em relação à postura normal. Isto se deve à diferença de nível existente entre as pregas; a inclinação da cabeça para os lados favorece o abaixamento da prega vocal homolateral, dificultando ou facilitando o nivelamento.

A terapia fonoaudiológica visa corrigir essas manifestações vocais inadequadas, através do desenvolvimento da atividade muscular da prega vocal sadia.

Basicamente os exercícios consistem na emissão vocal forçada, acompanhada de ataques vocais bruscos, com a finalidade de se obter fechamento glótico. Posteriormente são realizados exercícios utilizando-se emissão contínua com moderada intensidade, cujo objetivo é manter a firmeza do fechamento glótico por período prolongado. Deve-se aprimorar o controle respiratório no que diz respeito à pressão aérea subglótica, permitindo coordenação pneumofonoarticulatória e controle sobre a intensidade vocal. Naturalmente não se pode ignorar um trabalho específico, visando o equilíbrio das cavidades de ressonância e a modulação de altura.

Convém lembrar que o trabalho com relaxamento é contra-indicado, principalmente na fase inicial do tratamento fonoterápico, pois a tensão da musculatura extrínseca ocorre como um auxílio ao fechamento glótico. No decorrer das terapias, à medida que a musculatura da prega sadia vai se fortalecendo e o problema do fechamento glótico é superado, a musculatura extrínseca se relaxa naturalmente. Inicialmente, os exercícios são realizados com a cabeça inclinada na direção da paralisia, promovendo desnivelamento ainda maior entre as pregas vocais, a fim de solicitar uma atividade máxima da prega sadia. Após a obtenção de ataques vocais mais intensos realizam-se exercícios com a cabeça em posição natural.

O tratamento é realizado semanalmente em duas sessões de trinta minutos. Orienta-se o paciente a realizar exercícios em casa, três vezes ao dia. A duração do tratamento depende das características da paralisia e do indivíduo, variando de dois a seis meses, sendo que a recuperação é total em grande número de casos.

Bibliografia

Isshiki, N. Recent advances in phonosurgery, *Folia phoniat*, *32*:119/54, 1980.

Perelló, J. *Alteraciones de la voz*, Barcelona, Editorial Científico-Médica, 1973.

Pontes, P. A. L. e Arraes, A. Paralisia das Cordas Vocais in: Brandão, L. G. e Ferraz, A. L. (ed.), *Cirurgia de Cabeça e Pescoço*, v. II, São Paulo, Roca, 1987. (No prelo.)

A DISFONIA FUNCIONAL NUMA ABORDAGEM INTERACIONISTA — DESCRIÇÃO DE UM CASO

Regina Maria Freire *
Claudia Chiarini Bistão **

I. A PERSPECTIVA PRÁTICA

A. teve sua primeira consulta com o O. R. L. em janeiro de 1984. Foi diagnosticado quadro de disfonia funcional com nódulos vocais em 1/3 médio de ambas as cordas vocais, hipertensão de cordas, ataque vocal brusco e articulação orofacial inexpressiva. Encaminhada pelo O. R. L., iniciou terapia fonoaudiológica e esta pareceu eficaz com melhora do quadro. Porém, em agosto de 1986, observou-se regressão do mesmo, novamente com presença de ataque vocal brusco, aumento dos nódulos vocais, hipertonia de cordas vocais, além de hipertonia da musculatura orofacial.

Durante os dois anos de terapia fonoaudiológica, A. foi trabalhada dentro da abordagem tradicional de terapia de disfonia. Esta consiste no seguimento de uma hierarquia de passos — 1) Propriocepção; 2) Relaxamento; 3) Respiração; 4) Voz e 5) Articulação — que visa a eliminação da disfonia.

Diante do fracasso terapêutico e da frustração causada em A. em virtude do mesmo, a terapia foi abandonada e resolveu-se tentar um trabalho fonoaudiológico com outra terapeuta.

A. chegou à clínica em outubro de 1986. À anamnese e avaliação foi constatado: voz ligeiramente rouca, respiração superior. Aparentemente tensa. Articulação fechada, mordida profunda. Rosto sem expressão. Talvez inversão de força muscular do rosto para a laringe.

Foi pedido novo exame ao O. R. L. para verificar o estado atual do quadro e solidificar o diagnóstico. No exame, realizado em novembro de 1986, foi notado que os nódulos não haviam diminuído

* Professora do Curso de Fonoaudiologia da PUC-SP; mestre em Lingüística Aplicada; doutoranda em Psicologia da Educação.
** Fonoaudióloga Clínica formada pela PUC-SP.

e que persistia hipertensão de cordas vocais, ataque vocal brusco e articulação orofacial inexpressiva.

A. estava com 12 anos de idade quando recomeçou a terapia em março de 1987. O processo terapêutico foi iniciado dentro da abordagem tradicional. No trabalho com propriocepção foi observado em A. uma dificuldade de sentir livremente o que se passava com seu corpo. Ela estava muito presa a rótulos que lhe haviam sido dados por outras pessoas. Por exemplo: sempre referia que o O. R. L. e a outra fonoaudióloga diziam que tinha tensão no pescoço, em vez de sentir o que ocorrera no momento da propriocepção.

Outro fator importante era a não disposição de A. para a terapia. Apresentava uma postura ora agressiva ora indiferente, como se não suportasse mais o trabalho fonoaudiológico. Sua dificuldade de falar o que sentia também era muito grande.

O passo seguinte foi o relaxamento. Utilizou-se a técnica da Calatonia seguida de um espaço de tempo onde ela deveria trazer tudo o que havia sentido, durante o relaxamento, para discussão. Logo de início ficou mais evidente a sua dificuldade de se colocar. Ao relaxamento tudo corria bem, mas na hora de falar A. dizia que não sabia o que dizer, desviava o olhar, enfim, o pouco que falava era baseado nos rótulos de sempre, sem trazer nada de espontâneo.

Após algum tempo nesse trabalho foi constatado que A. já relaxava muito bem, mas que persistia a dificuldade de se colocar. Sua falta de disponibilidade para o trabalho continuava.

Como a respiração de A. não fugia muito dos padrões de normalidade, foi trabalhada junto com relaxamento.

Foram introduzidos então os exercícios específicos de voz. Nesse ponto, toda a insatisfação e agressividade de A. vieram à tona. Ela não se recusava a fazer os exercícios, mas os realizava com total indiferença e tentando agredir a terapeuta de todas as formas. Em oposição a isso, a *performance* de A. nos exercícios era perfeita.

Ficou claro, então, que o problema de A. estava na utilização da voz como linguagem na comunicação. Havia uma barreira que a estava impedindo de se colocar na sua relação com a terapeuta e isso causava toda a tensão que acabava por gerar sua disfonia.

Foi iniciado, então, um trabalho inspirado na abordagem interacionista, onde o foco passa a ser justamente a relação a dois. O objetivo era criar uma relação satisfatória de comunicação onde A. pudesse se soltar e ser ela mesma sem bloqueios, quebrando assim a couraça que impedia o uso adequado da voz.

A partir desse momento foi interrompido para A. o trabalho com voz. Foi-lhe colocado que como já sabia fazer bem todos os exercícios, passar-se-ia a trabalhar apenas com coisas que dessem prazer a ambos os interlocutores, "esquecendo-se a voz". Tudo seria realizado de modo que as duas, terapeuta e paciente, estivessem de acordo.

Então, a voz passou a ser trabalhada onde é usada, no diálogo. Foram utilizados álbuns de fotografias de A. e da terapeuta, além de um álbum de recortes e um diário que passaram a ser feitos por A. O objetivo era criar uma relação satisfatória entre as duas através do conhecimento mútuo e propiciar situações de diálogo.

Outra estratégia consistiu no uso do grafismo em situações onde ambas desenhavam e, a seguir, comentavam os desenhos. Músicas escolhidas conjuntamente eram entoadas em uníssono.

Trabalhou-se também com leitura de diálogos onde cada interlocutor assumia uma personagem e a dramatizava, utilizando apenas a entonação vocal. Criaram-se diálogos e a seguir estes passaram a ser discutidos. As leituras eram gravadas e analisadas quanto à *performance* de cada uma das interlocutoras no uso da entonação para a dramatização.

Pouco a pouco a relação foi se tornando suave e agradável. A. começou a se colocar mais, a fazer mais perguntas, a quebrar os bloqueios. Conseguiu-se atingir a relação satisfatória onde a voz poderia sair sem impedimentos. A voz começou a melhorar. A. começou a analisar sua voz espontaneamente. Falar da voz e trabalhar com ela não a incomodava mais.

A voz passou a se tornar rouca apenas em períodos de resfriado ou cansaço extremo. Em entrevista com a mãe de A., esta referiu melhora na voz, bem como a aquisição de uma postura mais descontraída no comportamento geral.

Após quatro meses de terapia foi solicitada uma nova avaliação do O. R. L. Foi constatada nessa avaliação mudança radical no quadro anterior. Através de laringoscopia indireta notou-se ataque vocal brando, normotonia de cordas vocais e ausência de nódulos vocais.

II. A PERSPECTIVA TEÓRICA

A avaliação tradicional da voz, a partir de análise dos elementos que a compõem (altura, timbre, intensidade, ataque vocal, entonação, ritmo, respiração etc...), tende a ser inadequada na medida em que cada um dos elementos isolados deixa de ter as propriedades do todo, perdendo sua relação com a voz, enquanto forma e concretização da linguagem oral.

Nesta perspectiva a avaliação nada mais é que a descrição do quadro vocal, servindo muito mais ao diagnóstico do que à prática clínica. Nela o que está em foco é a disfonia enquanto patologia vocal, em detrimento do sujeito disfônico; a voz enquanto produto do movimento das CCVV, em detrimento do processo comunicativo de que ela é integrante. A origem do distúrbio é obscurecida em função da análise sintomática.

A prática clínica apoiada numa hierarquia de passos que visam a adequação dos elementos avaliados pressupõe entre estes uma relação de causa e efeito, como se a voz fosse o produto de uma equação matemática.

A propriocepção é vista como o primeiro passo, pois sem que o indivíduo conheça os seus pontos de tensão é impossível passar-se para o segundo passo, o relaxamento, onde se buscará a normotonia.

Sem a normotonia corporal não será possível obter-se a normotonia das CCVV e se a respiração estiver inadequada, a produção vocal estará, conseqüentemente, comprometida.

Desta forma, o terceiro passo implica a adequação do segundo e assim sucessivamente. O passo final consiste, então, na integração das partes ao todo, ou seja, a voz na comunicação.

No caso descrito na primeira parte deste trabalho, a constatação do fracasso terapêutico na passagem do plano dos exercícios para o plano comunicativo levou-nos a rever os pressupostos que norteavam nossa prática clínica.

Muito embora uma de nós houvesse defendido, em trabalho anterior (1), a terapia hierárquica das disfonias, há muito que os resultados obtidos deixavam a desejar.

De um lado o que se via eram progressos lentos que arrastavam a terapia por mais de ano, em decorrência da série de etapas a serem superadas.

De outro o paciente, cansado da terapia, resignava-se com sua condição de disfônico e abandonava o tratamento, impedindo o terapeuta de validar seus procedimentos clínicos.

Com o objetivo de inverter esta situação, decidimos romper com a visão positivista da abordagem clínica da disfonia, em favor de uma visão sócio-construtivista.

O primeiro passo constituiu-se no levantamento de todo o material colhido desde a instalação do quadro até o momento atual, de forma a compor a história de A. como sujeito disfônico.

O segundo passo constituiu-se na avaliação dos dados obtidos, tendo em vista a função comunicativa da voz.

O terceiro passo, corolário dos anteriores, foi a construção de uma nova prática clínica, que passou a ter como foco central o papel constitutivo da voz nas interações dialógicas.

A avaliação dos dados sob esta perspectiva levou-nos à seguinte conclusão:

A. apresentava uma barreira às relações humanas, representada fisicamente através de mordida profunda, inexpressão facial, hipertonia de CCVV e nódulos vocais.

Durante as situações terapêuticas, A. assimetrizava o diálogo com suas atitudes agressivas, impedindo a negociação e de novos conhecimentos sobre sua voz.

Assumindo a posição da Paciente que realiza "adequadamente" os exercícios propostos pela Terapeuta, A. não permitia a reversibilidade de papéis e não assumia, portanto, seu papel de Sujeito, agente da própria transformação.

Tomando como ponto de partida a situação interacional, o trabalho terapêutico foi reiniciado sob nova ótica. Dando continuidade à avaliação, o objetivo a ser atingido foi o de propiciar situações para que A. acedesse à posição de Sujeito.

Passou-se, então, a negociar o conteúdo dialógico das sessões, abandonando o trabalho específico com a voz. Solicitando a A. que trouxesse um álbum de retratos, cujo conteúdo somente ela conhecia (o local, os personagens, a época, a descrição do passeio etc...), a terapeuta possibilitou a troca de papéis, reduzindo as assimetrias ruptoras. Por outro lado, a terapeuta também trouxe para a situação interacional fotos suas, partilhando com A. suas próprias experiências.

Terapeuta e paciente passam a ter uma relação constitutiva, sendo co-autoras de sua própria história interacional. Progressivamente atingiu-se o segundo objetivo da terapia: a assumpção, por parte de A., da sua condição de Sujeito Disfônico.

Falar sobre a voz, partilhar as dificuldades surgidas em outros contextos interacionais, bloqueios, superar impasses, passou a ser o tema das situações dialógicas.

Rompida a assimetria entre os interlocutores, o trabalho com a voz dentro de jogos de dramatização pode ser negociado e partilhado entre a terapeuta e A. O terceiro objetivo, a melhora da voz nos contextos comunicativos, foi atingido.

Contiguamente à melhora da voz, objetivo último da abordagem terapêutica, A. muda sua expressão facial, e a tensão cervical é diluída. Abre-se para seu interlocutor e, conseqüentemente, para o mundo. Apresenta-se mais disponível para constituir o outro e a si mesma.

A. constituiu-se num novo sujeito, capaz de sofrer transformações e de se transformar, mas para tanto foi necessário que a terapeuta abandonasse os papéis estáticos cristalizados pela terapia tradicional em favor dos papéis dinâmicos constitutivos do desenvolvimento social.

Bibliografia

Freire R., Piccolotto L. *Técnicas de impostação e comunicação oral*, São Paulo, Ed. Loyola, 1977.

Hadler-Coudry, M. I. Diário de Narciso — Avaliação e acompanhamento longitudinal de sujeitos afásicos, de uma perspectiva discursiva — tese de doutorado — Departamento de Lingüística — IEL — UNICAMP, 1986.

Lier, M. F. A constituição do interlocutor vocal — dissertação de mestrado — PUC-SP, 1982.

Wallon, H. Do acto ao pensamento, Moraes Ed., 1979, trad. de De L'Acte a la Pensée, 1970.

Vygotsky, L. S. Pensamiento y Lenguaje, Ed. La Pleyade, 1973, trad. do original russo, 1934.

CONSIDERAÇÕES SOBRE DISFONIA INFANTIL

Mara Suzana Behlau *
Maria Inês Rebelo Gonçalves **

Crianças normais submetem seu aparelho fonador a um enorme desgaste, o que pode ser facilmente observado em qualquer recreio escolar. Apesar disso, apenas 6% em média da população escolar chega a apresentar um quadro de rouquidão crônica. Fatores como abuso vocal habitual, constituição física, predisposição familiar e características de personalidade influenciariam a suscetibilidade individual? Neste texto, comentaremos as observações clínicas e alguns estudos referentes à literatura sobre o uso de voz e suas alterações na infância.

FORMAÇÃO DOS NÓDULOS VOCAIS

Nódulos infantis são *sui generis* por apresentarem aparência mole e edematosa, podendo ser enormes (Brodnitz, 1959), o que não deve assustar o avaliador, pois o tamanho não se relaciona com a gravidade do caso ou com a evolução da terapia.

Os nódulos representam um caso típico de reação de tecido a um trauma mecânico (Arnold, 1962). Qualquer trauma mecânico pode apresentar as seguintes etapas em sua evolução: hiperemia, edema, inflamação, proliferação de tecido conjuntivo e eventual reparação por fibrose, etapas que determinam o estágio do quadro e, conseqüentemente, podem nos fornecer uma base de prognóstico de tratamento.

A localização dos nódulos nas pregas vocais é única, ou seja, tais formações sempre aparecem na junção dos terços anterior e

---

* Fonoaudióloga, Doutora em Distúrbios da Comunicação Humana pela Escola Paulista de Medicina e Membro Especialista Adjunto à "Michigan State University", EUA.

** Fonoaudióloga, Especialista em Fonoaudiologia pela Escola Paulista de Medicina.

médio das pregas vocais, região média da glote membranosa. Este é o ponto de maior amplitude de vibração das cordas, o de maior contato mecânico de superfície e, portanto, a região de maior predisposição ao trauma.

Quase sempre bilaterais na infância, os nódulos raramente podem ser unilaterais e, na maior parte dos casos, o que de fato sucede é uma dificuldade de visualização da laringe infantil ou uma assimetria dos nódulos, o que faz com que apenas o maior deles seja notado. É importante ressaltar que, embora as manifestações da alteração estrutural sejam mais evidentes no ponto nodular, há comprometimento de toda a prega vocal, devido a uma laringopatia por adaptação.

Podemos observar três etapas na formação dos nódulos: na primeira, encontramos apenas um enrijecimento discreto e localizado, com dilatação de vasos sangüíneos da mucosa; na segunda, observa-se um edema localizado ou um espessamento da borda livre da prega vocal, com ou sem enrijecimento do tecido; finalmente, na terceira etapa já se configura um nódulo bem definido, esbranquiçado, com substituição do espessamento por tecido fibroso.

A presença dos nódulos vocais determina uma série de alterações na fisiologia da dinâmica fonatória, como vibrações aperiódicas e irregulares das pregas vocais, devido ao desequilíbrio entre a tensão mioelástica e a pressão da corrente aérea subglótica. Se os nódulos forem de tamanho grande, as pregas vocais se aproximarão com dificuldade e haverá escape excessivo de ar, o que levará a uma tentativa de compensação através do aumento de tensão e de intensidade vocal.

Os estudos realizados com fotografia ultra-rápida indicaram que até mesmo nos nódulos pequenos ocorre um amortecimento na vibração de toda a prega vocal (Von Leden, Moore & Timcke, 1960), não havendo relação direta entre o tamanho do nódulo e o grau de imobilidade da prega (Rubin & Lehrhoff, 1962).

INCIDÊNCIA

As estatísticas de vários autores em pesquisas realizadas em escolas registram uma incidência entre 6% e 23,4% de disfonia infantil.

Em 1959, a "American Speech and Hearing Association" fez um exaustivo levantamento em escolares de primeiro grau, chegando à conclusão de que 5% das crianças apresentavam algum tipo de distúrbio da comunicação, que afetava seu ajustamento educacional, social e emocional. Realizou-se então uma grande campanha de esclarecimento e prevenção, alertando pais e educadores sobre a importância de acompanharem o desenvolvimento da comunicação das crianças.

Os pesquisadores da área preocuparam-se em quantificar a ocorrência de disfonia infantil; entre eles, podemos citar:

- Pont (1965) — 9,1%
- Baynes (1966) — 7%
- Senturia & Wilson (1968) — 6%
- Silverman & Zimmer (1974) — 23,4%
- Yairi e col. (1974) — 13% rouquidão aguda e 5% rouquidão crônica
- Warr-Leeper e col. (1979) — 7%

Convém ressaltar que, destes trabalhos, o estudo com maior número de sujeitos é o de Senturia & Wilson (1968), que avaliaram 32.500 escolares, entre 5 e 18 anos de idade. Os outros estudos apresentam uma casuística em torno de 1.000 sujeitos, com exceção do de Silverman & Zimmer (1974), que estudaram apenas 162 crianças de uma mesma escola, com uma porcentagem bastante elevada de alterações, o que pode ter relação direta com a amostragem selecionada.

Tem sido observado que, em média, 70% das crianças roucas apresentam nódulos vocais (Filter & Brandell, 1973; Silverman & Zimmer, 1975; Behlau, 1986); esta porcentagem tão elevada de alteração na estrutura das cordas vocais leva-nos a valorizar ainda mais o sintoma de rouquidão na infância.

O pico de incidência ocorre entre os 5 e 10 anos de idade. Vem-se observando, porém, uma tendência à redução deste limite inferior, não sendo raro encontrarmos crianças com 3 anos de idade e nódulos bem definidos. Em nossa experiência clínica, o menor paciente com disfonia infantil e presença de nódulos bilaterais, diagnosticados sob visão endoscópica, foi um menino de 2 anos e 2 meses de idade, com rouquidão observada pela mãe desde 1 ano e 8 meses. Evidentemente, o problema envolvia uma série de fatores de dinâmica familiar, levantados através de um estudo psicológico que muito contribuiu para o estabelecimento do quadro vocal.

A incidência por sexo aponta uma relação de 3 meninos para 1 menina, embora nestas a ocorrência seja mais precoce. Atribui-se a predominância no sexo masculino ao fato de os meninos desempenharem um papel socialmente mais agressivo e competitivo.

CARACTERÍSTICAS DAS CRIANÇAS COM NÓDULOS INFANTIS

Acredita-se que a maior incidência de disfonia infantil na faixa dos 5 aos 10 anos esteja relacionada ao aumento natural do fluxo de agressividade, observado no período entre a dependência passiva do bebê e dos primeiros anos de vida e a relativa independência da infância (Toohill, 1975).

Os pais das crianças com disfonia geralmente as descrevem com as seguintes características: não param, gritam muito, são difíceis de lidar, falam o tempo todo e não conseguem falar baixo; por vezes, notam uma piora da voz após as atividades físicas, férias e acampamentos. Alguns pais percebem o esforço físico utilizado à fonação e referem que "dá aflição olhar, as veias do pescoço saltam!"

FATORES CAUSAIS, PREDISPONENTES E AGRAVANTES DAS DISFONIAS INFANTIS

Os fatores causais, predisponentes e agravantes das disfonias infantis podem ser agrupados em cinco categorias: 1) hábitos vocais inadequados; 2) fatores ambientais físicos e psicológicos; 3) estrutura da personalidade; 4) inadaptação fônica; 5) fatores alérgicos e outros.

1. *Hábitos vocais inadequados* — Podem ser decorrentes de uma produção vocal deficiente, como uso da fala na inspiração, uso constante de ar de reserva, respiração invertida, falta de controle de altura e intensidade vocais ou imitação de vozes de adultos, fatores que podem levar a um quadro de abuso ou mau uso vocal.

2. *Fatores ambientais físicos e psicológicos* — Com respeito aos fatores físicos, deve-se observar o tipo e a localização da casa e da escola, além da poluição atmosférica e da competição sonora, vocal ou não. A criança pode desenvolver uma disfonia por pobres condições acústicas de projeção da voz no espaço, o que a obriga a usar esforço e intensidade excessivos.

Quanto ao meio ambiente psicológico, é de fundamental importância a qualidade das relações entre os membros da família, não somente entre pais e filhos, mas também entre os irmãos. Freqüentemente crianças que "não se sentem ouvidas", integrantes de prole numerosa ou com pais muito ocupados, tendem a ganhar seu espaço através da voz, para não passarem despercebidas.

3. *Estrutura da personalidade* — A ansiedade é o fator de personalidade que tem sido mais relacionado às disfonias infantis. A ansiedade nas crianças foi geralmente associada à pressão social, a um temperamento herdado (Sedlackova, 1960), a uma persona-

lidade agressiva (Arnold, 1962), ou à imaturidade e a uma pequena capacidade de lidar com situações estressantes (Nemec, 1961).

Outros dados observados apontam uma tendência neurótica com conflitos, agressividade reprimida e sentimentos de inadequação, dependência e deficiência no relacionamento com os pais (Mosby, 1967). Algumas crianças também apresentam comportamentos que variam da extrema agressividade e falta de controle a momentos de agressividade passiva e extremamente controlada (Wilson & Lamb, 1973).

4. *Inadaptação fônica* — Devemos lembrar que o aparelho fonador existe como unidade funcional mas não orgânica; portanto, pode ocorrer uma série de inadaptações entre suas partes. Uma avaliação cuidadosa da produção vocal e das características anatômicas das estruturas envolvidas pode fornecer indícios destas alterações, como, por exemplo: caixas de ressonância pequenas, assimetria dos componentes da laringe, vestíbulo laríngeo pequeno, epiglote mal configurada, e laringe e caixas de ressonância desproporcionais entre si, entre outras. Arnold (1962) ressalta que a inadaptação fônica é um dos principais elementos a serem considerados nas disfonias infantis.

Algumas mães relatam que seus filhos, quando bebês, já apresentavam rouquidão após o choro, o que é considerado como predisposição ao desenvolvimento de uma disfonia infantil (Greene, 1964). Por outro lado, bebês que apresentam choro longo e sem rouquidão tendem a se tornar bons falantes, com tempo máximo de fonação bastante desenvolvido (Moses, 1954).

5. *Fatores alérgicos* — Há comprovadamente uma tendência exsudativa e proliferativa nos indivíduos portadores de alergias (Withers & Dawson, 1960); porém, a importância da relação entre esse fator e os nódulos infantis vem sendo valorizada somente a partir da última década.

Temos observado que uma média de 25% das crianças com nódulos apresentam alergias, sendo portadoras de rinites. A patogenia desses casos é a seguinte: as crianças com rinosinusopatia alérgica crônica ou supurativa apresentam uma ventilação pobre das fossas nasais, levando a um aumento de drenagem de secreção para a faringe, o que encharca o recesso piriforme, as aritenóides e a cartilagem cricóide. Conseqüentemente, ocorre uma hiperemia e um edema, que provocam tosse e pigarros constantes, aumentando ainda mais o edema e dificultando o fechamento glótico, forçando então a adução da glote membranosa. Este esforço, por sua vez, pode gerar um aumento no edema, uma hemorragia ou uma lesão na borda livre, ou seja, o nódulo. Tais fatores devem ser muito bem avaliados e tratados para que se defina melhor o prognóstico do caso.

Observou-se também que fatores de desequilíbrio endocrino-tireóideo podem predispor a um quadro disfônico (Withers & Dawson, 1960; Arnold, 1963).

Crianças portadoras de outras patologias da comunicação, tais como deficiência auditiva condutiva (otite média), distúrbios articulatórios, retardo de aquisição da linguagem, deglutição atípica e fissura palatina, podem desenvolver secundariamente nódulos vocais pela ansiedade em relação ao distúrbio da comunicação.

TRATAMENTO DOS NÓDULOS VOCAIS INFANTIS

Há quatro tipos principais de tratamento dos nódulos infantis: 1) otorrinolaringológico — clínico ou cirúrgico; 2) repouso vocal; 3) fonoaudiológico; 4) psicológico.

1. *Tratamento otorrinolaringológico* — Já no próprio exame otorrinolaringológico podem ser encontrados dois diferentes quadros: nódulos e rouquidão, associados à história de abuso vocal, ou alterações na glote cartilaginosa, como hiperemia e adução incompleta das pregas vocais, com voz soprosa e estridente, associadas à história de infecções repetidas e rinite alérgica. Essas alterações auxiliam no direcionamento da condução do caso.

A abordagem clínica visa o controle das alterações inflamatórias, infecciosas e alérgicas das vias respiratórias. Sem reconhecer a importância dessas alterações, não se pode tratar efetivamente os nódulos vocais infantis.

A remoção cirúrgica dos nódulos, embora seja um recurso terapêutico aplicado em média a 50% dos pacientes adultos (Strong & Vaughan, 1971), raramente necessita ser indicada em crianças (Arnold, 1962; Wilson, 1973; Toohill, 1975; Deal e col., 1976; Behlau, 1986). Além de desnecessária, a remoção nos pacientes infantis é considerada insensata e potencialmente perigosa, por ser a laringe infantil muito pequena e delicada, de difícil manipulação cirúrgica e facilmente traumatizável (Arnold, 1962). Além disso, os nódulos infantis, mesmo sem um tratamento específico, tendem a desaparecer na adolescência, devido ao crescimento da laringe e a um comportamento mais maduro do indivíduo, responsável por um equilíbrio maior no uso da voz.

2. *Tratamento por repouso vocal* — Sendo a disfonia relacionada ao uso da voz, é óbvio que o repouso vocal reduziria o tamanho da lesão, pela diminuição do trauma mecânico; porém, esta situação

é impraticável e mesmo desaconselhável, pois o repouso vocal pode gerar uma tensão física e psicológica ainda maior, além de não atuar nas causas da disfonia.

3. *Tratamento fonoaudiológico* — Apesar de uma média de 6% de crianças apresentarem disfonia infantil, poucas são encaminhadas a qualquer tipo de tratamento, pois em geral pais e professores consideram as alterações vocais pouco relevantes.

Em relação à redução ou eliminação das alterações vocais por fonoterapia, Deal e col. (1976) acompanharam 34 casos, dos quais 87% apresentaram boa evolução com o tratamento, em 6 meses de terapia. Temos observado uma melhora na qualidade vocal e no uso da voz para a comunicação em 70% dos casos, sendo que os insucessos estão quase sempre relacionados à não-colaboração da família e da criança; nestes casos, o tratamento fonoaudiológico releva-se insuficiente.

O aspecto fundamental do tratamento refere-se ao uso excessivo da voz; no entanto, não é esse uso excessivo em si, mas o uso sob tensão, ansiedade e responsabilidade que promove o aparecimento dos nódulos vocais, o que, a nosso ver, pode ser uma das explicações para encontrarmos apenas 6% de crianças disfônicas.

ENFOQUE BÁSICO DE FONOTERAPIA PARA AS DISFONIAS INFANTIS

O enfoque básico de fonoterapia para as disfonias infantis consta de uma abordagem tríplice: 1) orientação familiar e escolar; 2) orientação à criança; 3) fonoterapia (propriamente dita).

1. *Orientação familiar e escolar* — O envolvimento da família e da escola no processo de terapia é essencial para que ela seja efetiva. Serão necessárias modificações nos fatores ambientais, tanto a nível físico como psicológico, que induzem ao uso excessivo ou mau uso vocal. Algumas estratégias — como redução da competição sonora, maior atenção à criança, preferência aos jogos feitos dentro de casa e não aos de rua etc. — deverão ser estudadas com a mãe ou o responsável pelo paciente. Uma visita à escola pode não somente evidenciar alguns dos fatores de manutenção do quadro, mas também servir para orientar os professores, que costumam considerar a alteração vocal como parte normal do desenvolvimento da criança (White, 1946).

A reabilitação rápida e bem-sucedida está diretamente relacionada à conscientização dos pais sobre os aspectos causais da disfonia e à sua participação no tratamento, reforçando positivamente o modelo vocal que se quer atingir (Toohill, 1975). Dizer à criança que pare de gritar não é, seguramente, uma fórmula eficiente para reduzir os nódulos.

2. *Orientação à criança* — A criança disfônica sempre tem alguma consciência, mesmo que distorcida, de seu problema. O trabalho do fonoaudiólogo é o de descobrir qual o grau de conscientização e como a auto-imagem está por ele contaminada, para que haja a possibilidade de estabelecer novos hábitos. A criança deve ser ativa, e não passiva, em terapia.

3. *Fonoterapia (propriamente dita)* — Podemos sugerir aqui três procedimentos auxiliares: reeducação auditiva, corporal e vocal.

Por reeducação auditiva entendemos um trabalho de discriminação entre sons de diferentes tipos e diversas qualidades vocais. Mesmo na pior crise disfônica, há uma produção ótima para o momento, e se a criança conseguir discriminar sua própria qualidade vocal, pode passar a utilizar essa melhor produção.

Na reeducação corporal podemos atuar nas áreas de sensibilização, relaxamento dinâmico e exercícios de integração corpo-voz. Os relaxamentos tradicionais são pouco efetivos e não possibilitam a conexão desse estado, quando conseguido, com a produção vocal.

O trabalho de reeducação vocal é o mais extenso e consta da identificação dos abusos vocais, da substituição dessas práticas abusivas e da busca da voz verdadeira da criança. Monitoramento auditivo, proprioceptivo e visual são de grande auxílio nesse processo e propiciam uma ampliação das possibilidades vocais, automatizando a nova emissão.

4. *Tratamento psicológico* — Nos casos em que se percebe que a fonoterapia está sendo insuficiente, ou quando alterações na dinâmica familiar são mais acentuadas, deve-se encaminhar a criança para um psicodiagnóstico e tratamento psicológico que, associados à fonoterapia, podem trazer resultados mais efetivos.

Concluindo as considerações sobre os tipos de tratamento, lembramos que, em 1939, Negus ressultava que o nódulo é facilmente diagnosticado, mas não tão facilmente curado. Muitos casos não evoluem satisfatoriamente pela falta de reconhecimento dos fatores psicossomáticos das disfonias. Todas as tentativas de se tratar um paciente portador de disfonia infantil devem ser consideradas, pois um resultado positivo contribui para que se elimine uma barreira ao crescimento social e emocional da criança.

Bibliografia

Arnold, G. E. Vocal nodules and polyps: laringeal tissue reaction to habitual hyperkinetic dysphonia. *J. Speech Dis.*, *27*:205-17, 1962.

Baynes, R. A. An incidence study of chronic hoarseness among children. *J. Speech Dis.*, *31*:172-5, 1966.

Behlau, M. S. Distúrbios da voz: causas de sucesso e insucesso no tratamento das disfonias. In: Cruz, O. L. *Programa Científico do 28.º Congresso Brasileiro de Otorrinolaringologia.* São Paulo, 1986. p. 30.

Brodnitz, F. S. *Vocal rehabilitation.* Minnesota, Whiting Press, 1959.

Deal, R. E.; McClain, B.; Sudderth, J. F. Identification, evaluation, therapy and follow-up for children with vocal nodules in a public school setting. *J. Speech Dis.*, *41*:390-7, 1976.

Filter, M. D. & Brandell, M. E. Screening children with voice disorders: a team approach. *J. Mich. Speech Hear. Assoc.*, *9*:121-4, 1973.

Greene, M. C. *The voice and its disorders.* 2 ed. Nova York, MacMillan, 1964.

Mosby, D. (1967) *apud* Toohill, R. J. The psychosomatic aspects of children with vocal nodules. *Arch. Otolaryng.*, *101*:591-5, 1975.

Moses, P. J. *The voice of neurosis.* Nova York, Grune and Stratton, 1954.

Negus, V. *The significance of horseness.* Nova York State J. Med., *39*:9-12, 1939.

Nemec, J. The motivation background of hyperkinetic dysphonia in children: a contribution to psychologic research in phoniatry. *Logos*, *4*:28-31, 1961.

Pont, C. Hoarseness in children. *West Mich. Univ. J. Speech Ther.*, *2*:6-8, 1965.

Rubin, H. J. & Lehrhoff, I. Pathogenesis and treatment of vocal nodules. *J. Speech Dis.*, *27*:150-61, 1962.

Sedlackova, E. Les dysphonies hypercinetiques des enfants causees par surmenage vocal. *Folia phoniat.* (*Basel*), *12*:48-60, 1960.

Senturia, B. H. & Wilson, F. B. Otorhionolaryngologic findings in children with voice deviations. *Ann. Otol.*, *77*:1027-41, 1968.

Silverman, E. M. & Zimmer, C. H. Incidence of chronic horseness among scholl-age children. *J. Speech Dis.*, *40*:211-5, 1975.

Strong, M. S. & Vaughan, C. W. Vocal cord nodules and polyps — the role of surgical treatment. *Laryngoscope* (*St. Louis*), *81*:911-22, 1971.

Toohill, R. J. The psychosomatic aspects of children with vocal nodules. *Arch. Otolaryng.*, *101*:591-5, 1975.

Von Leden, H.; Moore, P.; Timcke, R. Laryngeal vibrations: measurements of the glottic waves. *Arch. Otolaryng.*, *71*:16-35, 1960.

Warr-Leeper, G. A.; McShea, R. S.; Leeper, H. A. The incidence of voice and speech deviations in a middle school population. *Lang. Speech Hear. Serv. Schools*, *10*:14-20, 1979.

White, F. W. Some causes of horseness in children. *Ann. Otol.*, *55*:537-42, 1946.

Wilson, D. K. *Problemas de la voz en los niños.* Buenos Aires, Panamericana, 1973.

Wilson, F. B.; Lamb, M. M. (1973) *apud* Toohill, R. J. The psychosomatic aspects of children with vocal nodules. *Arch. Otolaryng.*, *101*:591-5, 1975.

Withers, B. T. & Dawson, M. H. Treatment of nodule cases: psychological aspects. *Texas State J. Med.*, *56*:43-6, 1960.

Yairi, E.; Currin, L.; Bulian, N.; Yairi, J. Incidence of horseness in school children over a one year period. *J. Commun. Dis.*, *7*:321-8, 1974.

ATRASO DE MUDA VOCAL: FENÔMENO DA PUBERDADE?

Regina Maria Freire *

Iniciei minha atividade profissional como responsável pelo setor de Fonoaudiologia da Santa Casa de Misericórdia.

A posição estratégica deste setor, dentro do Departamento de O.R.L. e ao lado do Departamento de Endoscopia, permitiu-me o acesso às laringoscopias diretas e indiretas.

Minha experiência prática aliada à participação em inúmeras discussões clínicas com médicos e residentes dos dois departamentos contribuiu enormemente para a visão atual que tenho da terapia dos problemas de voz.

Entre estes, o que mais surpreende o profissional é o chamado "atraso de muda vocal ou muda vocal incompleta".

Enquanto as "disfonias" nos remetem à dicotomia origem orgânica *versus* funcional, avaliação objetiva *versus* subjetiva, indicação cirúrgica *versus* fonoaudiológica, os atrasos de muda vocal primam pela unicidade.

Caracterizada pela manutenção do padrão vocal infantil contíguo a um exame laringoscópico normal, a muda vocal incompleta é observada usualmente em jovens do sexo masculino.

Nestes, as mudanças hormonais específicas da puberdade manifestam-se na voz de forma mais incisiva, o que somando-se à crise de identidade própria da adolescência contribui para o aparecimento do quadro.

Facilmente identificável pelo contraste entre a voz aguda infantilizada e a aparência física adulta, a muda vocal incompleta não oferece dificuldades para o diagnóstico fonoaudiológico.

Os sujeitos que apresentam atraso de muda vocal são indivíduos preocupados com os reflexos da voz em suas relações sociais e profissionais, geralmente entre as idades de 15 e 22 anos.

* Professora do Curso de Fonoaudiologia da PUC-SP; mestre em Lingüística Aplicada; doutoranda em Psicologia da Educação.

À avaliação, apenas a altura encontra-se alterada, apresentando-se ou sistematicamente mais aguda que o esperado ou então instável, com momentos de agudização alternados com agravamento. O timbre permanece claro e o volume normal. A respiração e a coordenação pneumofonoarticulatória também não apresentam alterações. Pode-se observar aumento de tensão a nível cervical, gerado pelo esforço para a manutenção da laringe alta.

A tessitura vocal encontra-se deslocada ligeiramente à direita, iniciando-se geralmente em Si_2 e estendendo-se por uma e meia a duas oitavas.

O processo terapêutico é rápido e bem-sucedido, em função da inexistência de impedimento orgânico à produção da voz normal. Vários procedimentos terapêuticos podem ser utilizados, mas há um único objetivo a ser atingido: o abaixamento da laringe com o conseqüente agravamento da voz.

A simplicidade do diagnóstico somada à plasticidade vocal destes jovens pacientes não torna a terapia interessante de ser descrita, a menos que o paciente em questão não seja um jovem.

Passo a descrever o processo terapêutico de um caso típico de atraso de muda vocal, cujo interesse maior está na idade do paciente: 56 anos.

Este paciente, que chamarei de R., procurou sem sucesso um tratamento para sua voz. Todos os otorrinos que o examinaram, e não foram poucos, ao encontrarem uma laringe normal em paciente de terceira idade, jamais poderiam imaginar que se defrontavam com um atraso de muda vocal, quadro característico da adolescência.

Esta razão, aliada ao desconhecimento do campo de atuação do fonoaudiólogo, retardou o encaminhamento adequado. Casualmente, R. veio a ter contato com uma ex-paciente minha, que fez a indicação.

R. é solteiro e trabalha como vendedor numa loja de tecidos. A história de seu problema vocal caracteriza-se pela sua persistência na busca de uma solução.

Embora tenha imediatamente identificado o quadro de que R. era portador, não acreditei inicialmente nas suas possibilidades de desenvolver uma nova voz aos 56 anos de idade!

A avaliação indicou voz sistematicamente agudizada sem alternância com agravamento e presença de tensão cervical. No restante, sua avaliação não apresentou discordância da descrição do quadro que fiz acima.

As sessões foram realizadas duas vezes por semana e tiveram início no dia 26 de maio e término no dia 1.º de setembro, após 14 sessões de terapia.

Detalho, a seguir, o trabalho que foi desenvolvido em cada uma das sessões que compuseram o tratamento.

1.ª sessão — 26/5 — Mostro a R. que todos temos possibilidade de emitir sons agudos e graves. Emito a vogal /u/ de forma bem agravada e solicito-lhe que faça o mesmo. Após algumas tentativas, consegue a emissão desejada.

2.ª sessão — 31/5 — Solicito a emissão das vogais isoladas, sempre com a voz agravada. A seguir trabalhamos com a emissão de vogais combinadas, de vocábulos monossílabos, dissílabos e trissílabos. R. conversa comigo com sua voz habitual, e usa a voz agravada somente quando solicitado. Sua "nova voz" é um tom mais grave que o adequado, não se mantendo até o final da emissão, ou seja, geralmente a sílaba ou a vogal final é emitida na voz habitual.

3.ª sessão — 2/6 — Emissão prolongada de vogais isoladas. Emissão de vocábulos. Aparecimento de pigarro decorrente da nova posição das cordas vocais. Introdução do relaxamento específico de Jacobson, com o objetivo não só de diminuir a tensão cervical habitual, como também a tensão introduzida com o uso da "nova voz".

4.ª sessão — 7/6 — Emissão prolongada de vogais isoladas. O tempo de emissão aumenta gradativamente e o tom vocal vai se estabilizando. Emissão de vocábulos e de frases curtas.

5.ª sessão — 14/6 —
e
6.ª sessão — 16/6 — Além dos exercícios habituais, introduzo a leitura de textos. Intermediando a leitura, nosso diálogo é feito já com a "nova voz", embora esta ainda seja instável.

7.ª sessão — 21/6 — Seguindo minha orientação, tenta utilizar a "nova voz", fora da sessão de terapia. Conversa com pessoas amigas, mas só consegue a "nova voz" na leitura. Continuamos com exercícios de vocalização, leitura e diálogo.

8.ª sessão — 26/6 — R. começa a sessão usando a "nova voz". Observo no início maior instabilidade e muito pigarro. À medida que o diálogo se desenvolve, a voz melhora. Durante a vocalização a voz apresenta-se mais clara, embora ainda instável. Orientado a fazer relaxamento deitado, à noite.

9.ª sessão — 28/6 — R. refere que após a sessão de quinta-feira passou a usar somente a "nova voz": na loja, na rua, em casa, com os parentes.
Na 6.ª-feira, como sentisse muita dor na laringe e cansaço, voltou a falar com a "antiga voz" o dia todo. À noite usou a "nova voz" ao falar com o sobrinho. No sábado, continuou usando a "antiga voz". À tarde, conversou com a sobrinha usando a "nova voz". Sentiu muito cansaço, fez relaxamento e dormiu bem. No domingo, foi à casa do irmão e começou falando com a "voz antiga", passando depois a conversar com a "nova voz". Parou de usá-la durante o almoço e depois conversou com outros familiares com a "nova voz". Todos lhe deram apoio. Misturava as duas vozes o tempo todo.

Este relato foi todo realizado com R. usando sua "nova voz". Continuamos com os exercícios de vocalização.

10.ª sessão — 30/6 — Conversamos a sessão toda com R. utilizando sua "nova voz". Devido à sua evolução, diminuímos as sessões para uma vez por semana.

11.ª sessão — 7/7 — R. relata estar usando somente a "nova voz". No entanto, refere outros sintomas paralelos ao uso desta "nova voz". Sente cansaço geral, rouquidão, falta de ar, instabilidade vocal.

Explico-lhe que isto é normal, pois está usando uma nova forma de falar que modifica a sua imagem anterior de indivíduo. É o período de adaptação. Recomendo relaxamento em casa e persistência no uso da "nova voz".

12.ª sessão — 14/7 — R. relata que a voz está melhor, mas ainda é variável de acordo com o uso e os períodos do dia. Oriento-o a continuar com os exercícios de vocalização e de relaxamento e a anotar as variações diárias da voz. Marco retorno para agosto, após as férias de julho.

13.ª sessão — 4/8 — Relata que diminuíram o pigarro e os períodos de variação vocal. Passa de dois a três dias com a voz boa, intercalados por um dia com a voz pior, mais instável. Observo que não há mais tremulação na voz, que a altura se mantém e que o tom é adequado. Uma vez que R. está há um mês utilizando sistematicamente a "nova voz", solicito-lhe que continue com os exercícios e volte em setembro.

14.ª sessão — 1/9 — R. relata estar ótimo. Sua voz é clara e adequada a seu tipo físico. Não apresenta sintomas paralelos. O pigarro desapareceu. Está confiante e seguro de si. Não existe mais uma "voz antiga" e uma "nova voz". Alta.

Meu procedimento ao trabalhar com este caso foi idêntico ao utilizado habitualmente nos quadros de atraso de muda vocal. Resumindo: não utilizei nenhuma manobra manual (tal como a manipulação da laringe) para que R. produzisse o tom adequado. Demonstrando-lhe que eu própria podia falar com voz mais grave e solicitando-lhe a imitação da minha voz, obtive a sua emissão. Em seguida foi só expandir a vocalização até chegar ao diálogo.

O maior desafio foi o período de integração da nova voz. Por toda sua vida, R. se conhecia e ficou conhecido como portador de uma voz agudizada e até feminina. A contribuição espontânea de amigos e familiares que o incentivaram no uso da nova voz e a sua vontade de superar obstáculos permitiram a construção de um novo padrão vocal, cuja influência em sua vida pode ser sentida nas palavras que R. fez questão de deixar gravadas no dia de sua alta:

"3.ª-feira, 28 de junho, foi um dia marcante em minha vida, foi o dia da minha alegria e da minha felicidade ao adquirir esta nova voz. Quero deixar gravado para a sra. d. Regina o meu eterno respeito, a minha eterna gratidão, pelo que a sra. fez por mim, com paciência, dedicação e bondade. O meu muito obrigado e meu Deus lhe pague."

Até hoje mantenho contato com R., exemplo vivo da plasticidade vocal do Homem e da importância da Fonoaudiologia no contexto social.

ATENDIMENTO FONOAUDIOLÓGICO AO PACIENTE COM DOENÇA DE PARKINSON

Mara Suzana Behlau *
Katy Sedoguti Harada **

A doença de Parkinson é uma patologia do sistema extrapiramidal, geralmente progressiva, caracterizada pela degeneração e perda de células nervosas da substância negra e de outros núcleos da base: globo pálido, corpo estriado, tálamo e formação reticular do tronco encefálico. Juntamente com a perda das células nervosas, há em paralelo um declínio na síntese dopaminérgica nigro-estriada (Scott e col., 1985).

Quanto às causas da doença, Oliver (1967) propõe a seguinte classificação: idiopática, pós-encefalítica, arteriosclerótica, medicamentosa, por intoxicação (monóxido de carbono, manganês ou mercúrio) e traumática.

As manifestações da doença de Parkinson são numerosas e complexas. Ainda num estágio inicial, o paciente pode apresentar uma lentidão gradual na realização das atividades da vida diária, perda de destreza, leve tremor nos dedos, voz monótona ou modificação na expressão facial.

A rigidez muscular também é bastante freqüente; o corpo e seus segmentos por vezes assumem uma atitude característica de flexão (Wachs & Boshes, 1961), adotando assim uma postura ortostática. A partir disso, há um deslocamento do centro da gravidade para a frente, com conseqüente dificuldade em manter-se em pé, e uma tendência à propulsão durante a marcha: é a festinação.

O tremor é um sintoma significativo no parkinsonismo: é geralmente rítmico, lento, envolvendo na mão o polegar e o indicador, e ocorrendo numa razão de 3 a 6 movimentos por segundo. Muito

---

* Fonoaudióloga, Doutora em Distúrbios da Comunicação Humana pela Escola Paulista de Medicina e Membro Especialista Adjunto à "Michigan State University", EUA.

** Fonoaudióloga Especialista pela Escola Paulista de Medicina.

intensos durante o repouso, os tremores são habitualmente inibidos pelo ato voluntário. Não raro observam-se tremores de ação ou intencionais, variáveis em freqüência e amplitude. Tremor de língua e mandíbula também podem aparecer.

Uma das principais características da doença de Parkinson é a dificuldade em iniciar, manter e executar com rapidez e facilidade atividades motoras usuais. Os termos *bradicinesia, hipocinesia* e *acinesia* são utilizados para descrever o grau e a qualidade da incapacidade motora, que ocorre na vigência do comprometimento de força muscular, coordenação ou rigidez.

Em fases mais avançadas da enfermidade, a movimentação no leito torna-se muito penosa. A *facies* do paciente é característica: torna-se inexpressiva, não traduzindo qualquer emoção (hipomímia).

Quanto ao aspecto psicológico, emocional e mental dos parkinsonianos, os estudos são contraditórios. Alguns autores referem um amplo rebaixamento intelectual e outros apontam alterações específicas; bloqueios emocionais e rigidez de personalidade acompanhados de baixa flexibilidade perceptual são freqüentemente relatados. Outros estudos, porém, mencionam pouco ou nenhum comprometimento intelectual ou emocional.

CARACTERÍSTICAS DAS ALTERAÇÕES NA COMUNICAÇÃO ORAL DE PACIENTES PARKINSONIANOS

Entre toda a gama de sinais e sintomas que configuram a doença de Parkinson, distúrbios na área de comunicação envolvendo alterações na fonação e deglutição acometem pelo menos 50% dos casos, de forma significativa, sendo responsáveis por alguns dos aspectos mais desagradáveis da doença, causando irritação no paciente e levando-o ao isolamento.

Já na descrição original da doença, feita por Parkinson em 1817, havia algumas menções às características da fala desses pacientes: "As palavras tornam-se difíceis de serem compreendidas... há um impedimento da fala... a fala apresenta-se muito interrompida...".

A primeira descrição sistemática das desordens da fala foi realizada por Leyser (1924); posteriormente, centenas de estudos procuraram caracterizá-las em detalhes. Entre os autores, há concordância quanto à intensidade débil de fala, alterações de fluência, redução na tessitura da voz falada, alterações de altura vocal, voz monótona e imprecisão articulatória (Sarno, 1968; Allan, 1970;

Blonsky e col., 1975; Darley e col., 1975; Scott e col., 1985; Harada, 1987, entre outros).

A redução da intensidade pode ser um dos primeiros fatores a se manifestarem, piorando progressivamente com a evolução da doença. Tal dado pode ser em parte justificado pela rigidez da musculatura torácica e pela falta de adução completa das pregas vocais, o que impede a construção de uma coluna aérea subglótica. Esse sintoma interfere principalmente quando há fatores de competição sonora e quando o paciente utiliza a voz em seu desempenho profissional.

Ocorrem alterações na fluência, como a aceleração da velocidade habitual da fala, com prejuízo da identidade das unidades das palavras, o que pode ser mais acentuado no final das frases; estas acelerações ocorrem em pequenos grupos e podem ser seguidas por pausas inadequadas e hesitações.

A redução na tessitura da voz falada transfere ao ouvinte uma qualidade vocal monótona, e não possibilita ao indivíduo a expressão do conteúdo emocional e do significado que ele deseja dar à sua mensagem, o que reduz a efetividade da comunicação. Além disso, a voz pode também se apresentar soprosa ou rouca, pela falta de sincronia entre o fluxo respiratório, as pregas vocais e o processo articulatório. A altura vocal encontra-se geralmente mais grave, em ambos os sexos.

As imprecisões articulatórias estão relacionadas às dificuldades na constrição do trato vocal; portanto, os principais sons alterados são as consoantes oclusivas, seguidas das fricativas que também necessitam de uma considerável redução na área do trato vocal para a criação da turbulência de ar. De todos os sons da fala, os primeiros a serem mal articulados são os plosivos posteriores, seguidos dos labiais e, por fim, dos linguodentais.

Em alguns casos pode haver alterações na ressonância, configurando-se uma hipernasalidade por redução na mobilidade do palato mole.

Além dessas desordens da fala, alterações nas funções reflexovegetativas de sucção, mastigação e deglutição de alimentos também são freqüentemente encontradas. Os estudos nesta área começaram a se desenvolver nos anos 60 por meio de comparações radiográficas e cinefluorográficas que possibilitaram a descrição do padrão de deglutição atípica dos pacientes (Fletcher e col., 1960; Massengil, 1967).

Os parkinsonianos apresentam uma progressiva degeneração no trato vocal, iniciando-se com disfunção laríngea, seguida de alteração no controle lingual e de disfunção labial, além de alterações nas três fases de deglutição (Blonsky e col., 1975). Especificamente, o principal problema que pode ocorrer é a dificuldade na deglutição dos alimentos, por inabilidade na realização rápida e coordenada dos movimentos envolvidos neste processo; há inclusive dificuldade na deglutição de saliva que, acumulada na boca, pode ser expelida inadvertidamente, além de reduzir a inteligibilidade da fala, alterando ainda mais a qualidade vocal.

TIPOS DE TRATAMENTO

Vários tipos de tratamento podem ser preconizados aos parkinsonianos: 1) profilático, 2) educacional, 3) fonoaudiológico, 4) medicamentoso, 5) fisioterápico, 6) cirúrgico e 7) protético.

1. *Tratamento profilático* — O diagnóstico de doença de Parkinson é freqüentemente realizado quando as alterações da comunicação ainda não se instalaram. O encaminhamento do paciente num estágio incipiente da doença oferece a vantagem de facilitar o relacionamento entre o paciente e o terapeuta, graças a melhores condições de comunicação, além de propiciar uma avaliação com documentação de dados para posterior comparação.

2. *Tratamento educacional* — Neste enfoque pretendemos orientar o paciente e a família a manipularem as variáveis relacionadas com a interação da comunicação. Noções simples como ruído ambiental, competição vocal, iluminação do ambiente, distância entre interlocutores, comunicação corporal e pistas de conteúdo e contexto devem ser explicadas e discutidas com o paciente e, se possível, com a família, pois eles não são especialistas em comunicação.

3. *Tratamento fonoaudiológico* — Devemos estar conscientes de que a doença de Parkinson é uma alteração degenerativa e invariavelmente progressiva; o objetivo da fonoterapia, portanto, é o de maximizar a fala funcionalmente disponível do paciente. No entanto, a menos que se estabeleça um vínculo forte entre o paciente e o terapeuta e que ambos concordem com o valor e a necessidade da terapia, o tratamento não terá muitas chances de sucesso.

Vários tópicos podem ser enfocados no trabalho fonoterápico, desde auxiliar o paciente a se tornar um indivíduo produtivo, até prover alternativas de comunicação nos casos mais graves, utilizando-se recursos de comunicação por sinais, tábuas alfabéticas etc.

De acordo com as alterações encontradas, o enfoque maior do tratamento pode ser na área mioterápica ou na produção vocal.

No trabalho mioterápico, a modificação na postura, no tônus, na força muscular, na coordenação dos órgãos fonoarticulatórios e na respiração são os principais aspectos a serem enfatizados para a melhora da eficiência na comunicação.

O trabalho sobre a produção vocal objetiva uma modificação na fonação, utilizando-se todos os exercícios disponíveis para o controle dos parâmetros laríngeos e supralaríngeos, além da modificação das características supra-segmentais e prosódicas da fala.

A abordagem fonoaudiológica tem sido tradicionalmente desencorajada (Peacher, 1947), com a justificativa de que os resultados incidem sobre a psiquê do paciente, mas não sobre a inteligibilidade da fala (Sarno, 1968). Este tratamento também tem sido considerado não-realístico, por se tornar uma obrigação do terapeuta ao longo de toda a vida do paciente (Allan, 1970). Evidentemente, o prognóstico degenerativo da doença não incentiva os médicos quanto ao encaminhamento e também desestimula os fonoaudiólogos; porém, atualmente a fonoterapia tem sido vista como um meio de retardar a evolução sintomática da doença (Darley e col., 1975), fato que em nossa experiência clínica tem sido observado com freqüência. Muito além de qualquer melhora na comunicação, a fonoterapia pode manter vivo, no paciente, o desejo de se comunicar (Scott e col., 1985).

4. *Tratamento medicamentoso* — É o tratamento tradicional da doença e, realisticamente, o que tem efeitos positivos. Neste caso, o papel do fonoaudiólogo é o de fornecer dados quantitativos sobre a eficiência da fonação (como análise de capacidade vital, quocientes fônicos, tempo máximo de fonação, altura e intensidade vocal e velocidade de fala em número de palavras por minuto) para o controle do uso das drogas.

5. *Tratamento fisioterápico* — A fisioterapia oferece a vantagem de levar o paciente a se conscientizar de sua movimentação e postura corporal e trabalhar, através de exercícios, com as dificuldades progressivas que forem surgindo. Uma postura e movimentação mais adequadas auxiliam não somente o físico em si, mas também propiciam ao indivíduo uma melhor respiração e uma melhor comunicação. Nos casos mais avançados, um trabalho em terapia ocupacional pode ser muito útil, por oferecer recursos que facilitam as atividades da vida diária.

6. *Tratamento cirúrgico* — Na década de 50 foi desenvolvido um tratamento neurocirúrgico para a doença de Parkinson, denominado cirurgia esterotáxica. Durante anos observou-se que, apesar da melhora quanto aos sintomas neurológicos, a fala geralmente continuava inalterada ou pior. Em 1979 um grupo de especialistas suecos da Universidade Karolinska iniciou experiências com transplante

de células da glândula supra-renal para o cérebro, em animais. Em 1982, pacientes parkinsonianos foram pela primeira vez submetidos à cirurgia, mas os resultados obtidos comprovaram a necessidade de estudos mais profundos antes de se prosseguir na aplicação deste procedimento. Recentemente, em 1986, um grupo de médicos do "La Raya Medical Center", da cidade do México, começou a realizar esta cirurgia, transplantando a medula da glândula supra-renal do próprio paciente para o ventrículo lateral do cérebro, próximo ao núcleo caudado. Até agora esta equipe realizou 10 cirurgias e, apesar das referências de excelente melhora, ainda não há dados de pesquisa científica sobre o procedimento em questão e sua eficácia a longo prazo; qualquer afirmação quanto à validade deste tratamento ainda é muito precipitada.

7. *Tratamento protético* — Há uma série de próteses, como amplificadores de voz, teclados sonoros etc. que não são disponíveis no mercado brasileiro, além de gerarem problemas de custo e manutenção, sendo por isso pouco acessíveis. Por outro lado, como a utilização de um instrumento para a comunicação reduz a natureza viva deste processo, tais alternativas devem, de preferência, ser evitadas.

Não existe no Brasil tradição de atendimento fonoaudiológico aos casos de doença de Parkinson e nossa experiência limita-se aos últimos cinco anos; porém, o trabalho que vem sendo desenvolvido no Setor de Doenças Extrapiramidais da disciplina de Neurologia Clínica da Escola Paulista de Medicina tem-nos incentivado a investir esforços na compreensão das dificuldades desses pacientes e no estudo das opções de tratamento.

Bibliografia

Allan, C. M. Treatment of non-fluent speech resulting from neurological disease treatment of dysarthria. *British J. Dis. Commun.*, *5*:1-4, 1970.

Blonsky, E. R.; Logemann, J. A.; Boshes, B.; Fisher, H. B. Comparison of speech and swallowing function in patients with tremor disorders and in normal geriatric disorders patients: a cinefluorographic study. *J. Geront.*, *30*:299-303, 1975.

Darley, F. L.; Aronson, A. E.; Brown, J. Motor speech disorders. *In*: ——— ——— — Hipokinetic dysarthria. Philadelphia, Saunders, pp. 180-205, 1975.

Fletcher, S.; Shelton, F.; Smith, C.; Bosma, J. Radiography in speech pathology. *J. Speech Dis.*, *25*:135-44, 1960.

Harada, K. S. *Uma análise da fala de pacientes portadores de doença de Parkinson: espectrográfica de formantes, computadorizada de freqüência fundamental, "jitter", "shimmer" e de pausas articulatórias.* São Paulo,

1987. 56 p. /Monografia de Especialização em Fonoaudiologia. Escola Paulista de Medicina./

Leyser, E. Uber einige Formen von dysartrischen Sprachstorungen bei organischen Erkrankungen des Zentralnervensystems. *Z. ges. Neurol. Psychiat.*, *88*:383-419, 1924.

Massengil, R. Cinefluorographic analysis of tongue thrusting present in parkinson patients. *Folia phoniat.* (*Basel*), *19*:105-8, 1967.

Oliver, L. *Parkinson's disease.* Springfield, Charles Thomas, 1967.

Parkinson, J. *An essay on shaking palsy.* Sherwood, Neely & Jones, 1817.

Peacher, M. Speech disorders in world war II. VII — Treatment of dysarthria. *J. Nerv. Ment. Dis.*, *106*:66-79, 1947.

Sarno, M. T. Speech impairment in Parkinson's disease. *Arch. phys. Med. Rehab.*, *49*:269-74, 1968.

Scott, S.; Caird, F. I.; Williams, B. O. *Communication in Parkinson's disease.* Rockville, Aspen, 1985.

Wachs, H. & Boshes, B. Tremor studies in normal and in parkinsonism. *Arch. Neurol.*, *4*:66-74, 1961.

TRATAMENTO FONOAUDIOLÓGICO EM GRUPO A INDIVÍDUOS PORTADORES DE DISFONIA FUNCIONAL: RELATO DE EXPERIÊNCIA

Marilia de Queiroz Telles *
Marisa Spinard Desiderá **

INTRODUÇÃO

Em determinado momento no Setor de Fonoaudiologia do Hospital do Servidor Público Estadual — HSPE — tornou-se necessária uma revisão na forma de atendimento a indivíduos portadores de distúrbio vocal, pois os encaminhamentos destes estão crescendo a cada ano.

A triagem neste setor, via de regra, recebe mensalmente cerca de 40 pacientes, encaminhados após a consulta otorrinolaringológica. Destes casos, estima-se em 40% os que referem queixa de alterações vocais.

Considerando-se que pessoas com indicação para tratamento fonoaudiológico costumam aguardar de um a dois anos por uma vaga para terapia individual, agravando na maioria das vezes, nos casos de disfonia, o problema vocal, buscou-se uma opção alternativa para a realização do tratamento que viabilizasse um atendimento mais rápido com a finalidade de suprir a demanda deste serviço.

O objetivo deste trabalho é, pois, relatar a experiência desenvolvida no Setor de Fonoaudiologia do HSPE — Hospital Francisco Morato de Oliveira — desde 1983, sobre o tratamento fonoaudiológico em grupo a indivíduos portadores de disfonia funcional.

REVISÃO BIBLIOGRÁFICA

Para abordamos o assunto, colocamos algumas das idéias fundamentais de três autores sobre dois aspectos básicos: vantagens e

* Fonoaudióloga no Hospital do Servidor Público Estadual de São Paulo e docente do Curso de Fonoaudiologia da Universidade de São Paulo.
** Fonoaudióloga no Hospital do Servidor Publico Estadual de São Paulo.

desvantagens de um trabalho em grupo e definição do termo "disfonia funcional".

Cooper (1974) menciona ser a terapia vocal em grupo indicada para alguns pacientes, devendo entretanto o grupo ser constituído por um número limitado de pessoas que se encontrem em diferentes etapas da reabilitação vocal. Assim, contra-indica esta iniciativa para grupos de pacientes novos, pois para o autor o trabalho a ser desenvolvido estaria comprometido pela falta de informação e de conhecimento, por parte dos pacientes, dos seus problemas vocais.

Segundo o autor, os aspectos positivos da terapia vocal em grupo se centralizam na interação entre os pacientes e na terapia de apoio, onde o grupo contribui para que os sentimentos sejam expressados e as causas dos respectivos problemas vocais sejam definidas.

Refere, entretanto, que a falha principal da terapia vocal em grupo está na dificuldade de se realizar os exercícios e práticas vocais necessários para a correção do transtorno vocal. Além disto, aponta para a possibilidade de haver entre os indivíduos que integram o grupo personalidades incompatíveis, o que interferiria no progresso da terapia, acrescentando também que a terapia em grupo não permite que se preste atenção nas variações vocais individuais.

Por sua experiência com esta prática em grupo, Cooper considera que os aspectos negativos da terapia vocal em grupo sobrepujam aos positivos, destacando que em geral este tipo de terapia não demonstrou ser eficaz e nem teve significação expressiva para as pessoas que dela participaram. Porém, acrescenta em suas considerações finais a necessidade de se investigar mais sobre o tema em questão.

Perelló (1973) apresentou interessante sinopse de opiniões de vários autores a respeito da definição de disfonia funcional, podendo-se abstrair dos apontamentos que um significativo número de autores é concorde em afirmar que a disfonia funcional não apresenta alteração visível no exame laringoscópio. Destaca o autor, dentre as opiniões apresentadas, a manifestada por Tarneaud, em 1932, que menciona haver na disfonia funcional uma utilização incorreta do órgão fonador, escrevendo: "Os transtornos vocais da voz são aqueles que os nossos métodos de investigação clínica não permitem relacioná-los a uma causa orgânica visível. Sem dúvida, não pode haver efeito sem causa, nem transtorno funcional sem fator causal."

Cooper (1974) configura a disfonia funcional pela inexistência de fatores orgânicos ou neurológicos, acrescentando que a vocalização incorreta e/ou abusiva da voz dá-se em uma estrutura laríngea normal. Cooper considera que a disfonia funcional compreende as seguintes categorias de manifestação vocal: falsete, fonação ventricular, nasalidade (funcional), disfonia espástica incipiente, disfonia espástica, disfonia histérica, afonia funcional, hiato de cordas vocais (funcional) e parafonia funcional, definindo este último termo especificamente para todas as demonstrações vocais que sejam "anormais", arrolando neste item as vozes ditas cansadas, ásperas, débeis etc... sem que ocorram por comprometimento orgânico ou neurológico. Entre os termos gerais que compõem o amplo quadro da parafonia funcional ainda figuram: laringite inespecífica crônica, disfonia hipercinética e hipofuncional e voz agravada.

Sánchez (1981) esclarece ser disfonia uma alteração da voz em qualquer de suas qualidades que sobrevém por transtornos orgânicos localizados na corda vocal ou, muito freqüentemente, por incoordenações musculares vocais, respiratórias, devido à má técnica vocal (alterações funcionais).

A autora menciona ser difícil precisar o limite entre as afecções laríngeas orgânicas e funcionais.

Algumas disfonias surgem inicialmente como conseqüência de incoordenações fono-respiratórias dos músculos laríngeos ou ainda da adaptação do aparelho ressoador, evidenciando posteriormente danos orgânicos nas cordas vocais.

Ressalta que a complexidade de se classificar um transtorno vocal está na variedade de fatores (constitucionais, emocionais e funcionais) que interagem quando da manifestação vocal.

METODOLOGIA

Constituição dos grupos

Para realização deste trabalho foram selecionados indivíduos com disfonia funcional sem indicação cirúrgica, mas puderam integrar os grupos pacientes que já haviam se submetido à cirurgia de cordas vocais e não apresentavam mais alterações orgânicas.

Iniciou-se o atendimento com um total de 80 pacientes, sendo que somente 47, além de terem concluído o tratamento, passaram por todas as etapas propostas de avaliação.

Os indivíduos foram organizados em 6 grupos, tendo em média 13 pessoas em cada um. Este número foi escolhido obedecendo-se aos seguintes critérios: espaço físico, disponibilidade de material e condições necessárias para se manter o devido controle no acompanhamento foniátrico e fonoaudiológico dos pacientes.

A amostragem incluiu indivíduos do sexo feminino, na faixa etária de 27 a 62 anos e de profissões variadas (44 professoras, 1 diretora, 1 jornalista e 1 pajem).

Tendo em vista que a disfonia funcional tem relação proximal com a quantidade de uso vocal profissional, esta variável foi objeto de uma investigação cujos resultados foram os seguintes: 11 indivíduos usavam a voz profissionalmente por 4 horas, 2 indivíduos por 6 horas e 34 indivíduos por 8 horas.

Características gerais do tratamento fonoaudiológico em grupo

O tratamento fonoaudiológico em grupo a pacientes portadores de disfonia funcional foi programado para ser desenvolvido entre 18 a 20 sessões de terapia, equivalendo estas a um período de 4 meses a 4 meses e meio.

As sessões de terapia foram semanais, com duração de 2 horas cada uma, realizadas numa sala de aproximadamente 30 m^2, cedida pelo Serviço de Laboratório do HSPE ao Setor de Fonoaudiologia.

O referido local, habitualmente utilizado como sala de aula, é mobiliado com aproximadamente 45 cadeiras do tipo carteiras com pranchas móveis para escrever. Estas são mantidas perfiladas, umas encaixadas nas outras, o que além de possibilitar a desconexão das mesmas permite a sua remoção, liberando espaço suficiente para abrigar colchonetes que, colocados no solo, foram utilizados no decorrer do tratamento.

A primeira sessão de terapia fonoaudiológica em grupo iniciou-se com a apresentação de 28 *slides*, abordando aspectos relativos à anatomia e fisiologia dos órgãos pneumofonoarticulatórios e conceitos da dinâmica de produção vocal.

Desta sessão participaram, além dos pacientes, a fonoaudióloga responsável pela condução do tratamento e a médica otorrinolaringologista que triou e acompanhou a todos os disfônicos que integraram os seis grupos participantes da presente experiência em relato.

No decorrer do tratamento, as noções e conceitos básicos que os pacientes deveriam dominar foram enfocados através de esquemas entregues aos interessados. Nestas oportunidades discutiu-se a respeito do tema abordado, elucidando dúvidas e, principalmente, relacionando-o com os fatores que interferem na emissão sonora e na comunicação como um todo.

Pela alta demanda sofrida pelo Setor de Fonoaudiologia do HSPE, somada ao caráter de seu atendimento em sessões de terapia que se estendem por vários meses e até mesmo por anos, segundo algumas patologias, exige-se dos usuários deste hospital, que se submetem a tratamento fonoaudiológico, freqüência de 95% às sessões de terapia.

Transpondo esta exigência para o tratamento em foco, foi admitida apenas uma única falta de cada indivíduo no decorrer das 18 ou 20 sessões programadas.

O comparecimento inferior aos 95% de freqüência exigida determinaria a suspensão do atendimento fonoaudiológico em curso, levando o usuário a se encaminhar novamente ao Setor de Fonoaudiologia, o que lhe imporá uma espera por tempo indeterminado, até a ocorrência de uma vaga para atendimento, quando então será feita uma nova convocação.

Procedimentos de avaliação

No presente trabalho foram adotados os seguintes procedimentos de avaliação: anamnese e questionário de sintomas vocais (Cooper, 1974 — Anexos I, II e III) e gravação e exame otorrinolaringológico.

Na anamnese os dados pesquisados foram de natureza pessoal, dados quanto à quantidade de uso vocal e quanto ao índice e desenvolvimento do distúrbio vocal.

No questionário foram levantados dados quanto à presença e evolução dos sintomas vocais (sintomas sensoriais, auditivos e perceptivos na ocasião de seu efetivo uso vocal).

Os sintomas sensoriais são aqueles notados pelo próprio falante. Os auditivos são os perceptíveis ao falante e ao(s) ouvinte(s). Os visuais, em quantidade minoritária, são detectados pelo(s) interlocutor(es), dentre estes o fonoaudiólogo, por estar mais atento a estes sinais, e majoritariamente pelo médico otorrinolaringologista, ao efetuar a laringoscopia direta ou indireta.

Para obtenção desses relatos os sujeitos foram divididos em grupos e tiveram a supervisão do fonoaudiólogo.

Os indivíduos foram orientados, na primeira aplicação do questionário, a indicar a ausência ou a presença dos sintomas e nas reaplicações deste instrumento requereu-se dados quanto à evolução destes, em termos de intensidade, registrando-se o desaparecimento, melhora, manutenção e piora.

A gravação foi registrada individualmente. Foi dada orientação para cada participante realizar uma leitura prévia do texto, de aproximadamente 30 linhas e em seguida a proceder a leitura da forma mais espontânea possível.

A inserção deste registro vocal constituiu-se em mais um suporte para que os sujeitos pudessem avaliar comparativamente, com seus próprios critérios, a evolução de sua emissão sonora.

Para o exame clínico, realizado individualmente, contou-se com a colaboração de uma médica otorrinolaringologista que opinava pela inclusão ou não dos pacientes nos grupos.

Os sujeitos foram acompanhados sempre pela mesma fonoaudióloga e pela mesma médica.

Optou-se, neste trabalho, exceto para a anamnese, por uma reavaliação dos procedimentos em três fases do tratamento: inicial, medial e final. Todavia, se no decorrer deste eventuais alterações necessitassem de uma intervenção médica, o paciente seria prontamente encaminhado para consulta.

Dentro do plano geral de trabalho está previsto o acompanhamento dos indivíduos pós-alta, durante 3 anos, submetendo-os nestes retornos anuais à gravação, à aplicação do questionário e ao exame otorrinolaringológico.

Procedimentos terapêuticos

Os procedimentos terapêuticos que compõem o tratamento fonoaudiológico em grupo a pacientes disfônicos funcionais estão inseridos em três grandes abordagens relacionadas, respectivamente, com o emprego de uma técnica de relaxamento, exercícios respiratórios ajustados às variações das necessidades da produção vocal e exercícios vocais compreendendo a prática da ressonância, da vocalização propriamente dita e da projeção vocal.

Cientes das condições gerais da sua emissão oral, aclaradas inicialmente pela entrevista, durante a qual a anamnese sobre o distúrbio vocal é respondida e, posteriormente, pela aplicação do questionário de inventário de sintomas vocais, os pacientes tornam-se aptos a compreender como se processa a manifestação vocal a partir da formação do som.

A disfonia funcional tem como fator causal a vocalização incorreta e/ou abusiva (Cooper, 1974) que envolve uma investigação sobre o emprego dos parâmetros vocais: tom, entonação, timbre, volume, apoio respiratório e velocidade que, em síntese, quer sejam considerados isoladamente, combinados entre si ou em conjunto, constituem a imagem vocal de cada indivíduo.

A maioria das pessoas tem imagens vocais positivas e negativas simultaneamente. Entende-se por imagem vocal, positiva a aceitação de um determinado tipo de voz ou de alguns dos seus parâmetros vocais, em contraposição à imagem vocal negativa, em que predomina a rejeição dos mesmos.

Como a imagem vocal se forma segundo a cultura do indivíduo, seu meio social e familiar e as influências dos meios de comunicação em massa, preferimos destacar a importância, não somente do conceito de imagem vocal, mas sim do esquema vocal que propicia ao falante, através de suas sensações proprioceptivas, extero e interoceptivas, manter ou modificar sua técnica vocal.

Com estes conceitos trabalhados e desmistificados que despertam o sujeito para a complexidade do ato fonatório, reservando-lhe a oportunidade de compreender toda a sua relação com a sintomatologia apresentada, é introduzida a técnica do relaxamento "dos olhos abertos" de F. Le Huche.

Geralmente as perturbações da voz geram na maioria dos indivíduos comportamento reacional de esforço vocal que, por sua vez, desencadeia o aparecimento de novas atitudes em busca de alívio para a tensão surgida pelo esforço empregado. Estas, via de regra, são também realizadas em situação de esforço suplementar, levando ao surgimento de novos incômodos vocais ou intensificando os anteriormente sentidos.

Deste encadeamento sucessivo entre ação e reação instala-se o ciclo vicioso do comportamento do esforço fonatório, combatível pelo aprendizado da técnica de relaxamento que levará à eutonia muscular. Esta, conscientemente percebida, permite que a tonicidade equilibrada possa ter adaptação constante e seja ajustada ao estado ou à atividade desempenhada num dado momento.

Freqüentemente, o sintoma negativo vocal é delatador de um problema mais abrangente, relacionado com a dinâmica do comportamento geral do sujeito. Neste caso, o relaxamento demonstra ser suscetível ao retorno do equilíbrio psicológico, pois as mudanças e estados emocionais, como as diversas formas de exaltação, as depressões, a angústia, a alegria, o esgotamento físico e psíquico, estão em íntima relação com o tônus muscular.

Consideramos que a manifestação vocal transcende seus aspectos puramente mecânicos, permitindo ao falante, quando em trabalho vocal, exercer funções relacionadas à expressão e afirmação de si mesmo e à relação com o outro (interlocutor).

A ação terapêutica pela qual o indivíduo é levado ao domínio do estado de relaxamento corporal é de tal forma abrangente que, ao mesmo tempo, também o prepara para o domínio da exteriorização de sua emissão sonora integrada harmonicamente com todos os fatores ambientais e implicações psicológicas.

Além do relaxamento "dos olhos abertos" realizamos exercícios com a cabeça e ombros, trabalhando pelo estabelecimento de tônus satisfatório no conjunto muscular destas regiões.

Os referidos exercícios compõem uma bateria totalizando 10 tipos diferentes de movimentação: a) extensão e flexão da cabeça; b) giro da cabeça para a direita e para a esquerda; c) extensão lateral da cabeça com a fixação do olhar num ponto; d) rotação completa da cabeça; e) giro da cabeça e com esta em extensão, fleti-la em direção ao ombro e elevá-la; f) elevação dos ombros isoladamente, alternadamente e simultaneamente; g) elevação dos ombros com meio giro à frente, isoladamente, alternadamente e simultaneamente; h) elevação dos ombros com meio giro para trás, isoladamente, alternadamente e simultaneamente; i) rotação completa para frente dos ombros, isoladamente, alternadamente e simultaneamente e j) rotação completa para trás dos ombros, isoladamente, alternadamente e simultaneamente.

Eliminadas as fixações do tônus muscular geradoras de tensão, a percepção corporal consciente atua sobre a respiração habitualmente inconsciente.

Entretanto, a fonação impõe a adoção de um ritmo respiratório particular, fundamentalmente diferente daquele da respiração em repouso vocal.

O ritmo respiratório quando se está em repouso vocal é regular. A duração de cada ciclo, que compreende a inspiração e a expiração, é pouco variável. Os dois movimentos da respiração têm durações comparáveis, sendo, porém, a expiração um pouco mais prolongada do que a inspiração.

Quando o indivíduo encontra-se em fonação o ritmo da respiração perde essa regularidade. O tempo da inspiração se encurta, e este momento se reveste de particular importância, pois o gesto que se executa durante a inspiração é indicativo do suporte respiratório que se dará à elocução.

A expiração, durante a fonação, torna-se sopro fonatório, corrente aérea sonorizada, prolongável de forma variável e comumente entrecortada de pausas, sendo estas referentes aos bloqueios laríngeos que correspondem às naturais hesitações que permeiam a fala espontânea.

Na fonação, via de regra a expiração ocorre desde o seu início sob o jugo de uma atividade muscular, que segundo o tipo de sopro fonatório aciona dois outros grupos musculares, constituídos pelos músculos intercostais internos e os abdominais.

Desta complexa manifestação tem o falante que adquirir o domínio sobre a expiração e, particularmente, da ação do músculo do diafragma que controla a sua duração, que por sua vez é comandado pela ação dos músculos abdominais.

Na fala espontânea a inspiração é geralmente bucal, permitindo uma movimentação mais rápida para a sua realização, e por muitas vezes a inspiração é mista, havendo participação do nariz e da boca.

Com o intuito de desenvolver a percepção do sujeito para a variação do gesto respiratório em função do ato fonatório, praticamos uma série de exercícios. Com estes objetivamos inicialmente o alongamento do tempo expiratório, até que ele atinja a capacidade de controlar o jogo muscular, associado à emissão sonora e à articulação, sem descaracterizar o aspecto natural da comunicação do falante, por este complexo conjunto de ações intercorrentes.

Os exercícios respiratórios que se seguem são introduzidos à terapia somente quando o indivíduo assimilou a técnica de relaxamento, sendo inicialmente trabalhados com o sujeito deitado em decúbito dorsal, e posteriormente nas posições em pé e sentado.

O modelo básico do exercício respiratório a ser praticado tem três etapas. A primeira, com duração de quatro tempos, é a referente à realização da inspiração, orientada para ser nasal, inaudível, sem elevação torácica ou de ombros. A segunda constitui-se no momento de pausa, com absoluto repouso do corpo por dois tempos, nos quais o sujeito toma contato com o seu estado de plenitude pulmonar. A terceira e última etapa é a da expiração, quando a corrente aérea, se for necessário, se transformará em fala.

No período de aprendizagem e treinamento fixam-se as duas primeiras etapas, variando-se a terceira.

Citaremos alguns dos exercícios que compõem o treinamento para a aquisição do domínio da respiração, adequando-se ao ato fonatório:

expiração em: a) "s" contínuo; b) "x" contínuo; c) assopro; d) emissão mista, ou seja, em "s" e "x", alternando-se ininterruptamente; e) "s" entrecortado; f) "x" entrecortado; g) contagem crescente; h) contagem decrescente; i) contagem de 10 em 10; j) contagem repetitiva e l) emissão de séries como: estações do ano, dias da semana, meses do ano, abecedário e etc...

Os exercícios vocais correspondem à última etapa do tratamento, compreendendo a prática da ressonância, da vocalização e da projeção vocal.

Convém salientar que o fato de adentrarmos neste estágio não significa relegarmos o que foi trabalhado anteriormente. Pelo contrário, eutonia muscular, postura corporal, adequação do gesto respiratório serão objetos da nossa observação contínua, pois a partir deste ponto estaremos aproximando a prática de exercícios a situações espontaneamente vividas pelo sujeito no seu dia-a-dia, onde o seu controle consciente, muscular e postural, revelará a possibilidade de se expressar naturalmente com uma técnica vocal adequada e proficiente.

Ao incluirmos exercícios de ressonância tencionamos despertar o indivíduo para as sensações que advêm da captação das vibrações no momento da emissão do som.

Pela repetição seguida do som "hum" orienta-se o falante para perceber entre os diversos sons que emite quais os realizados com predomínio da ressonância numa das seguintes regiões: nasofaríngea, orofaríngea, laringofaríngea ou hipofaríngea.

Sabe-se que a ressonância responde pela entonação da fala; portanto, pretende-se desenvolver a percepção do falante para realizar sons com o devido equilíbrio entre a ressonância oral e nasal com certa participação laringofaríngea.

Em termos de exercícios introduzimos primeiramente o som "hum" e desenvolvemos a percepção do sujeito para discernir sobre a adequação do som emitido com o auxílio de pistas táteis, colocando e deslocando dedos e mãos sobre diversos pontos da face, pescoço e tórax.

Acrescentamos algumas consoantes ao som básico da ressonância ("hum") e passamos a realizá-la com sílabas: "Fum"; "Vum"; "Tum"; "Sum"; "Zum" etc...

Em seguida diversificamos as emissões, variando-as em altura e intensidade.

Progressivamente, sem deixar de iniciar toda emissão com a ressonância, introduzimos as vogais na seguinte ordem: "o"; "ó"; "u"; "e"; "é"; "i" e "a".

Trabalhamos, então, com as variações tonais até atingir vocalizações em escalas ascendentes e descendentes com 2, 3, 4, 5 até 8 tons.

Em seguida, passamos aos exercícios da fala propriamente dita: a) contagem projetada: e 1, e 2, e 3, e 4...; b) contagem decrescente cochichada: 25, 24, 23, 22, 21... (voz com fraca intensidade; c) emissão em uníssono: escolher um tom e emitir seqüência numérica ou de vogais sem variar o tom; d) emissão de suspiros sonoros; e) emissão de som de sirenes; f) contagem e apelos a distância: na realização destas solicitações o indivíduo terá que imaginar a que distância se encontra de um suposto interlocutor; g) leitura de frases breves e longas, impondo a estas variação do tom;

h) leitura com voz de arauto ou em salmodia; i) leitura de textos afirmativos, discursivos, descritivos, narrativos etc... ressaltando as alterações do trabalho vocal, adaptando-se aos diferentes tipos de estilo literário.

APRESENTAÇÃO DOS RESULTADOS

Na população estudada comentaremos sobre os sintomas vocais mais freqüentes e sua evolução terapêutica.

As autoras consideraram resultado satisfatório o percentual superior a 50% apresentado na coluna "M + D" que se refere à somatória dos percentuais de Melhora e Desaparecimento dos sintomas.

A coluna "I + P" é indicativa da somatória dos percentuais dos sintomas que se mantiveram Inalterados e dos que sofreram Piora.

Sintomas sensoriais

Na análise das tabelas I e II observa-se que os sintomas I, II, III, IV, que se encontram incluídos no grupo sintomatológico relacionado com o uso intenso e abusivo da voz, foram os mais freqüentes e apresentaram boa evolução no tratamento fonoaudiológico.

Neste mesmo grupo destacam-se os sintomas VI, VII e XIII, que, apesar de não ocorrerem com tanta freqüência como os já citados, obtiveram resultados muito significativos.

Sintomas auditivos

Como demonstram as tabelas III e IV, o percentual do sintoma "*a*", que pertence ao grupo dos sintomas mais freqüentes (a, b, c), não atingiu o índice considerado satisfatório.

Nesta análise, os sintomas "*g*" e "*i*", que têm alta incidência em pacientes disfônicos funcionais, devem ser ressaltados face à boa evolução apresentada.

Sintomas perceptivos quando do efetivo uso vocal

Na análise das tabelas V e VI nota-se que esses sintomas se comportaram de forma semelhante aos das tabelas III e IV. O sintoma "*a*", de maior freqüência, não apresentou uma evolução esperada, ao contrário dos demais "*b*" e "*c*".

Evidencia-se também, neste quadro, o sintoma "*n*" pelo seu percentual de "M + D".

Tendo em vista que os sintomas de alta incidência e aqueles cuja sintomatologia está diretamente relacionada com o uso vocal tiveram boa resposta terapêutica, considerou-se que o tratamento em grupo a pacientes com disfonia funcional foi efetivo.

TABELA I

FREQÜÊNCIA DOS SINTOMAS SENSORIAIS

I — 95,75	X — 76,60	XIX — 59,58
II — 95,75	XI — 76,60	XX — 55,32
III — 91,49	XII — 76,60	XXI — 55,32
IV — 91,49	XIII — 74,47	XXII — 53,20
V — 89,37	XIV — 70,22	XXIII — 51,07
VI — 81,24	XV — 63,83	XXIV — 19,15
VII — 82,98	XVI — 63,83	XXV — 19,15
VIII — 80,86	XVII — 61,71	XXVI — 14,90
IX — 76,60	XVIII — 61,71	XXVII — 12,77

TABELA II

DEMONSTRATIVO DA EVOLUÇÃO TERAPÊUTICA DOS SINTOMAS SENSORIAIS

	M	D	M + D	I	P	I + P
I	48,88	11,11	59,99	37,77	2,22	39,99
II	33,33	17,77	51,10	35,55	13,33	48,88
III	34,88	30,23	65,11	27,90	6,97	34,87
IV	65,11	9,30	74,41	20,93	4,65	25,58
V	28,57	30,95	59,22	33,33	7,14	40,47
VI	46,34	17,07	63,41	29,26	7,31	36,57
VII	46,15	17,94	64,09	25,64	10,25	35,87
VIII	33,47	15,78	55,25	34,21	10,52	44,73
IX	33,33	16,66	49,99	30,55	19,44	49,99
X	36,11	19,44	55,55	33,33	11,11	44,44
XI	44,44	25,00	69,44	27,77	2,77	30,54
XII	19,44	19,44	38,88	44,44	16,66	61,10
XIII	22,85	45,71	68,56	22,85	8,57	31,42
XIV	30,30	45,45	75,75	18,18	6,06	24,24
XV	33,33	30,00	63,33	26,66	10,00	36,66
XVI	30,00	23,33	53,33	36,66	10,00	46,66
XVII	24,13	44,82	68,95	17,24	13,79	31,03
XVIII	17,24	24,13	41,37	37,93	20,68	58,61
XIX	35,71	28,57	64,28	32,14	3,57	35,71
XX	19,23	42,30	61,53	34,61	3,84	38.45
XXI	26,92	15,38	42,30	38,46	19,23	57,09
XXII	28,00	32,00	60,00	32,00	8,00	40,00
XXIII	33,33	25,00	58,33	37,50	4,16	41,66
XXIV	11,11	44,44	55,55	22,22	22,22	44,44
XXV	22,22	22,22	44,44	44,44	11,11	55,55
XXVI	14,28	42,85	57,13	28,57	14,28	48,55
XXVII	16,66	16,66	33,32	16,66	50,00	66,66

TABELA III
FREQÜÊNCIA DOS SINTOMAS AUDITIVOS

a — 100,00	e — 91,50	i — 55,32
b — 97,88	f — 91,49	j — 55,32
c — 97,88	g — 76,60	l — 40,43
d — 93,62	h — 57,45	

TABELA IV
DEMONSTRATIVO DA EVOLUÇÃO TERAPÊUTICA DOS SINTOMAS AUDITIVOS

	M	D	M + D	I	P	I + P
a	36,17	8,51	44,68	48,93	6,38	55,31
b	45,65	19,56	05,16	30,43	4,34	34,77
c	31,13	15,21	54,34	34,78	10,86	45,64
d	43,18	13,63	56,81	36,36	6,81	43,17
e	37,20	23,25	60,45	32,50	6,90	39,40
f	30,23	23,25	53,48	37,20	9,30	46,50
g	33,33	44,44	77,77	16,66	5,55	22,21
h	14,81	25,92	40,73	37,03	22,22	54,25
i	26,92	46,15	73,07	23,07	3,24	26,91
j	38,46	23,07	61,53	23,07	15,38	38,45
l	20,52	26,31	36,83	47,36	15,78	63,14

CONCLUSÃO

O trabalho realizado procurou desenvolver uma abordagem terapêutica, pouco explorada, a indivíduos portadores de disfonia funcional. Não se pretende esgotar o assunto e nem apresentar conclusões, mas demonstrar aspectos relevantes que foram observados nesta experiência de atendimento em grupo.

O tratamento ora enfocado foi conduzido por duas fonoaudiógas que atuaram conjuntamente na assistência ao primeiro grupo constituído, sendo que este trabalho apresenta os resultados não só deste grupo mas de outros cinco, tendo, porém, estes últimos recebido alternadamente a orientação de uma das profissionais.

Faz-se necessário ressaltar este fato pois constitui uma variável de consistente interferência em todas as fases e etapas do tratamento, principalmente nas referentes à avaliação e reavaliação dos sujeitos disfônicos, muito embora os dados apresentados sejam oriundos de uma situação de investigação com critérios de procedimentos e de acompanhamento previamente estabelecidos e respeitados.

A interrupção das sessões terapêuticas semanais, programadas para um período de aproximadamente 17 semanas, motivada pela greve do funcionalismo público, foi fator altamente prejudicial para o desenvolvimento de um dos grupos que se encontrava em atendimento; intercorrência, entretanto, de difícil intercessão para o controle.

No decorrer do atendimento fonoaudiológico dispensado aos 6 grupos constatou-se a necessidade de se modificar alguns procedimentos de avaliação, fato que se consubstanciou quando os dados foram colhidos e tabelados.

O inventário de sintomas vocais, divididos em 27 sensoriais e 11 auditivos, apresenta um grande número de perguntas pelas quais pesquisa-se de uma só vez a ocorrência de um agrupamento de sintomas (ex.: II, III e V).

TABELA V

FREQÜÊNCIA DOS PERCEPTIVOS COM EFETIVO USO VOCAL

a — 100,00	f — 89,37	l — 61,71
b — 95,75	g — 74,47	m — 51,07
c — 95,75	h — 74,47	n — 48,94
d — 93,62	i — 65,96	o — 44,69
e — 89,37	j — 61,71	

TABELA VI

DEMONSTRATIVO DA EVOLUÇÃO TERAPÊUTICA DOS SINTOMAS PERCEPTIVOS COM EFETIVO USO VOCAL

	M	D	M + D	I	P	I + P
a	25,53	19,14	41,67	46,80	8,51	55,31
b	31,11	26,66	57,77	37,77	4,44	42,21
c	40,00	24,44	64,44	26,66	8,88	35,54
d	15,90	40,90	46,80	31,81	51,36	43,17
e	29,57	28,57	57,14	38,09	4,76	42,85
f	19,04	26,19	45,23	35,71	19,04	54,75
g	31,42	22,85	54,27	37,14	8,57	45,71
h	22,85	20,00	42,25	37,14	20,00	57,14
i	16,12	41,93	58,05	29,03	12,90	41,93
j	17,24	41,37	58,61	27,58	13,79	41,37
l	17,24	41,37	58,61	17,24	24,13	41,37
m	25,00	50,00	75,00	25,00	0,00	25,00
n	21,73	43,47	65,20	17,39	17,39	34,78
o	14,28	42,85	57,13	23,80	19,04	42,84

Esta simultaneidade na investigação requer que explicações mais detalhadas, não só a respeito da sintomatologia, mas também sobre a exata localização de seu surgimento, sejam dadas aos pacientes nas diversas oportunidades em que o inventário lhes é apresentado, devendo, inclusive, contar-se com a supervisão mais direta da fonoaudióloga.

Aponta-se para a forma de se pesquisar o sintoma XXIV e os auditivos "*a*", "*c*", "*e*" e "*j*", que ou não definem uma dada situação ("a" e "j"); ou sugerem eventualmente a idéia de um modelo fixo de sintomatologia ("c" e "e"), prejudicando assim o exame retrospectivo do paciente para situar-se frente ao item perguntado.

Por outro lado, notou-se que os sintomas auditivos "*f*" e "*g*" eram, na prática, freqüentemente analisados pelos sujeitos como se fossem similares.

Alguns sintomas como os explicitados nos itens V, IX, XVI, XVIII e o "*h*" dos auditivos requerem, na ocasião de sua ocorrência, melhor averiguação e acompanhamento de sua evolução, pois a percepção deles pode estar mais intimamente relacionada a contingências clínicas do que propriamente em função do uso vocal, motivo pelo qual valorizou-se notadamente a evolução dos sintomas I, II, III e IV.

Com a pesquisa isolada dos sintomas sensoriais (anexo I) e auditivos (anexo II), levanta-se a incidência destes na população de disfônicos e com a investigação proposta no anexo III pretende-se evidenciar a evolução dos mesmos em relação direta com o uso vocal, pois espera-se que haja recrudescência da sintomatologia declarada pelos indivíduos avaliados.

Entretanto, esta intenção de se detectar a presença de um dado sintoma e sua evolução, em termos de freqüência e intensidade, quando o indivíduo está em trabalho vocal, pode não ser bem compreendida pelo paciente, o que explicaria a evolução apresentada pelos sintomas "*a*" da tabela IV e o "*a*" da tabela VI, tendo em vista os resultados indicados para os sintomas I e IV na tabela II.

Observou-se, ainda, que os sintomas XII, XIII, XIX, XX, XXV e XXVI ofereceram dificuldade para a sua apreciação, pois ou faziam referência a sensações que não integravam a percepção do sujeito ou se relacionavam com algumas partes do seu corpo que eram de seu desconhecimento.

Conforme o exposto anteriormente, quando tratou-se dos procedimentos de avaliação, optou-se pelo estabelecimento de uma escala para se estimar sobre a evolução dos sintomas. Sendo a voz por si só uma manifestação complexa, está também diretamente relacionada a vários outros fatores ambientais, sociais, emocionais e circunstanciais que se interpõem dinamicamente no momento da comunicação. O falante, sujeito a estas intercorrências, poderá dar, a respeito dos sintomas, depoimentos contaminados por uma sensibilidade momentaneamente exacerbada.

Não foram poucas as vezes que a aplicação do questionário de sintomas ou mesmo a gravação da leitura de um trecho foram realizadas com sujeitos que alertavam para o fato de se encontrarem exatamente nestas oportunidades gripados ou, por exemplo, com um processo agudo de sinusite, dor de cabeça, faringite, ou até mesmo mais agitados e intranqüilos que o habitual.

Apesar dos fatores de interferência apontados, consideramos promissores os resultados obtidos por atenderem às necessidades do paciente, às possibilidades de trabalho do Setor do Fonoaudiologia e à demanda do HSPE, responsável pela assistência à saúde dos funcionários públicos do Estado de São Paulo.

Bibliografia

Ardissone, M. B. "Esquema Corporal Vocal", *Revista Fono Audiológica, 02*, Buenos Aires, Argentina, 1971.

Brieghel-Müller, G. *Eutonie et Relaxation*, Delachaux et Nestlé, Paris, França, 1979.

Cooper, M. *Modernas Técnicas de Rehabilitación Vocal*, Panamericana, Buenos Aires, Argentina, 1974.

Dejonckere, P. *Précis de Pathologie et de Thérapeutique de la Voix*, Jean-Pierre Delarge, Paris, França, 1980.

Le Huche, E. *Anatomie et Physiologie des Organes de la Voix et de la Parole*, Editions Ovep, Paris, França, 1978.

Perelló, J. *Alteraciones de la Voz*, Científico Médica, Barcelona, Espanha, 1973.

Sánchez, I. B. *Reeducacion de Problemas de la Voz*, Ciencias de la Education Preescolar y Especial, Madri, Espanha, 1981.

Anexo I

SINTOMAS SENSORIAIS

I — Fadiga vocal progressiva através do emprego breve ou prolongado da voz.
II — Irritação, formigamento, pigarro, dor ou ardor na garganta.
III — Garganta áspera e/ou ressecada.
IV — Sensação de esforço para falar.
V — Irritação aguda ou crônica, dor ou ardor ao redor da laringe ou faringe.
VI — Rápida fadiga vocal.
VII — Rigidez dos músculos do pescoço.
VIII — Tensão na nuca.
IX — Catarro.
X — Sensibilidade nos grandes músculos anteriores ou posteriores do pescoço.
XI — Tensão e/ou pressão na garganta.
XII — Formação do muco.
XIII — Sensação de corpo estranho ou bolo na garganta.
XIV — Tosse improdutiva.
XV — Rigidez na garganta.
XVI — Dor de cabeça.
XVII — Pressão e/ou dor esternal.
XVIII — Irritação, formigamento ou dor nos ouvidos.
XIX — Sensibilidade nas aritenóides.
XX — Pressão traqueal.
XXI — Dor cervical anterior ou posterior.
XXII — Repetidas dores de garganta.
XXIII — Ingurgitação das veias do pescoço e/ou artérias.
XXIV — Dores de dente crônicas, sem motivos aparentes.
XXV — Dor na base da língua.
XXVI — Sensação de algo pressionando o palato mole.
XXVII — Ruídos no peito.

Anexo II

SINTOMAS AUDITIVOS

a — Incapacidade para falar à vontade durante longo período de tempo, em situações variáveis.
b — Rouquidão aguda ou crônica.
c — Mudança de tom de uma voz clara para uma voz sussurrante, áspera, irritante, abafada ou rouca.

d — Amplitude vocal reduzida.
e — Voz clara pela manhã, com voz abafada ou cansada à tarde ou à noite.
f — Flutuações do tom da voz.
g — Interrupções da voz.
h — Laringites freqüentes.
i — Repetidas perdas de voz.
j — A voz aparece e desaparece durante o dia ou através de um período de meses.
l — Incapacidade para pronunciar alguns sons lingüísticos.

Anexo III

SINTOMAS PERCEPTIVOS COM O EFETIVO USO VOCAL

a — Voz cansada.
b — Sensação de formigamento, pigarro ou ardor na garganta.
c — Rouquidão.
d — Interrupções ou flutuações da voz.
e — Tensão nos músculos do pescoço.
f — Garganta ressecada.
g — Dores ou mal-estar no pescoço.
h — Catarro.
i — Dor na nuca.
j — Sensação de nó na garganta.
l — Tosse.
m — Pressão no esterno.
n — Perda da voz.
o — Freqüentes dores de garganta.

REABILITAÇÃO VOCAL DO PACIENTE LARINGECTOMIZADO

Mara Suzana Behlau *
Paulo Augusto de Lima Pontes **
Roberto Ziemer ***

O câncer da laringe ocupa um lugar muito importante nas casuísticas cancerológicas, chegando alguns autores a citá-lo como o segundo câncer mais freqüente, perdendo apenas para o de pulmão (Silverberg, 1982). Estudos quanto à incidência deste câncer nos Estados Unidos apontam que uma pessoa em cada 74 virá a desenvolvê-lo, sendo o carcinoma espinocelular o tipo mais comum e a região glótica da laringe a mais comumente afetada (Cowles, 1983). A sobrevida acima de 20 anos é de 34%, nos Estados Unidos (Rothman e col., 1980).

Existem cerca de 40 mil laringectomizados nos Estados Unidos e aproximadamente de cinco a sete mil cirurgias são feitas a cada ano. Desses pacientes, dois terços desenvolvem um boa voz esofágica, 15% usam algum tipo de prótese laríngea para a comunicação e 10% não se comunicam oralmente (Lauder, 1979).

No Brasil estimamos uma média de duas mil laringectomias anuais e acreditamos que nem ao menos um décimo desses pacientes recebe qualquer tipo de orientação ou tratamento fonoaudiológico. Pesquisas mundiais apontam as cidades de Bombaim, na Índia, e São Paulo como as áreas de maior incidência de câncer de laringe (Cowles, 1983; Mirra & Franco, 1985).

A área de reabilitação vocal do paciente laringectomizado é, sem dúvida, a que tem recebido menos interesse no campo dos distúrbios da comunicação humana. A falta de tradição de fonoaudiólogos no atendimento a estes pacientes fez com que o "professor

* Fonoaudióloga do Setor de Cirurgia de Cabeça e Pescoço da disciplina de Otorrinolaringologia da Escola Paulista de Medicina, doutora em Distúrbios da Comunicação Humana.

** Professor Adjunto Doutor e Chefe do Setor de Cirurgia de Cabeça e Pescoço da disciplina de Otorrinolaringologia da Escola Paulista de Medicina.

*** Terapeuta Corporal, membro do "The Somatics Society", EUA.

de fala", geralmente um laringectomizado autodidata, assumisse o papel de reeducador, o que, apesar de inadequado — por sua compreensível falta de preparo suficiente e pela tendência a querer ensinar através de seu "próprio método" (nem sempre o mais indicado e eficaz) —, representa um inegável e precioso auxílio na reabilitação vocal e na integração social desses pacientes.

Os avanços das técnicas cirúrgicas e as diferentes opções de reabilitação vocal têm aumentado as chances de sobrevida dos pacientes e ampliado o papel de atuação do fonoaudiólogo. Atualmente não se considera importante apenas a aquisição de uma nova voz, mas também a exploração de todos os aspectos, possibilidades e sistemas alternativos de comunicação, além do aconselhamento familiar e da reintegração social dos pacientes.

O laringectomizado médio é branco, do sexo masculino, com idade entre 50 e 60 anos e história positiva de grande consumo de cigarro e/ou álcool ("American Cancer Society", 1979). Embora o fumo e o álcool sejam consistentemente associados a esta doença, como fatores carcinogênicos (Levin e col., 1974), o câncer da laringe pode ocorrer na ausência de ambos.

O abuso vocal também tem sido proposto como um possível fator de desenvolvimento do câncer de laringe, por irritar a mucosa das pregas vocais e tornar o tecido propício ao desenvolvimento de alterações celulares. Isso tem se evidenciado no aumento do número de casos nas profissões que favorecem o abuso vocal (Wynder e col., 1957; Atkinson, 1975; Iwamoto, 1975; Chovil, 1981). Outros agentes potencialmente relacionados a situações de risco são os pesticidas, o gás mostarda, asbestos, óleos minerais, etanol e isopropanol, entre outros (Hueper, 1966; Klayman, 1968; Kipling & Waldron, 1976; Hinds e col., 1979; Manning e col., 1981).

A primeira laringectomia total data pouco mais de cem anos, tendo sido realizada por Bilroth em 1873. O paciente recuperou-se bem da cirurgia e em menos de um mês começou a utilizar uma laringe artificial, construída por Gussembauer; porém, morreu sete meses após a operação, devido a uma recidiva do tumor (Gussembauer, 1874).

A identificação desse tipo de câncer num estádio ainda inicial é a mais poderosa arma de cura. O sintoma mais comum é a rouquidão, que apareceu em 86,8% de 741 histórias clínicas levantadas na Fundação Antônio Prudente, de São Paulo (Bertelli, 1980). Tal fato aumenta a chance de se diagnosticar uma lesão ainda restrita a uma pequena área e, portanto, com maiores recursos terapêuticos, podendo-se, inclusive, limitar a remoção a apenas parte de uma prega vocal, ou a uma corda inteira, ou a parte da laringe, mantendo-se porém o arcabouço principal e conservando-se a respiração e a fonação por via laríngea.

Se a lesão não envolve as pregas vocais, o primeiro sintoma pode não ser a disfonia, e sim dor à deglutição — odinofagia — com reflexos no ouvido, sintoma inicial da maioria dos tumores localizados acima da região glótica, próximo à epiglote. Em estádios mais avançados, a principal queixa geralmente é a dificuldade respiratória — dispnéia — quando a massa tumoral já obstruiu, de modo significativo, a passagem da corrente aérea.

A rouquidão, porém, é um sintoma muito comum de uma série de enfermidades, mesmo de uma simples gripe. A importância deste sintoma é sua persistência: qualquer disfonia que se prolongue por mais de quinze dias deve ser investigada através de um exame otorrinolaringológico.

Na incidência quanto ao sexo há uma predominância acentuada de indivíduos do sexo masculino sobre os do sexo feminino (9 para 1), com relação ao câncer de laringe. Até vinte anos atrás, o consumo de tabaco e o álcool, praticamente restrito ao sexo masculino, era um dos fortes argumentos para explicar esta diferença. Hoje não podemos mais considerar este dado, já que mulheres fumam e bebem praticamente tanto quanto os homens e, embora esses fatores propiciem uma irritação da mucosa da laringe e predisponham ao estabelecimento do câncer, outros elementos, como uma provável herança ligada ao sexo, devem estar envolvidos na incidência da doença — deve-se lembrar que, na adolescência, a laringe masculina sofre um processo de alterações hormonais correspondente ao que ocorre nas mamas femininas (Bocca, 1964).

A FONAÇÃO ESOFÁGICA

Através da laringectomia total são removidas as estruturas que produzem o som laríngeo, ou seja, o esqueleto cartilaginoso da laringe (incluindo as pregas vocais) e vários músculos vizinhos. A parte superior da faringe é suturada à base da língua e a traquéia, suturada à pele da base do pescoço, onde será realizada uma abertura, chamada traqueostoma, para a respiração. Depois da cirurgia, portanto, o indivíduo não tem mais condições de se comunicar oralmente através de uma fonte sonora laríngea. O procedimento alternativo mais natural e eficaz é o estabelecimento da fonação por via esofágica, utilizando-se o esôfago como nova fonte do som. Desta forma, o indivíduo passa, então, a apresentar dois condutos independentes: um respiratório, que se inicia no traqueostoma construído na base do pescoço, e outro digestivo, da boca ao estômago, cuja parte superior (da boca ao esôfago) será utilizada para a fonação.

Assim, denomina-se *voz esofágica* aquela na qual o suprimento de ar vem do meio externo para a porção superior do esôfago, sendo armazenado no nível correspondente às vértebras cervicais de números 5, 6 e 7, abaixo do denominado esfíncter faringo-esofágico. Esta região representa uma transição entre a faringe e o esôfago e é um esfíncter anatômico e fisiológico. O ar, uma vez introduzido, deverá ser expulso e trabalhado no trato vocal, do ponto de vista de articulação e ressonância.

Há vários métodos para a produção da voz esofágica, os quais diferem entre si principalmente na maneira de introduzir o ar na cavidade virtual do esôfago, apresentando todos o mesmo mecanismo de expulsão.

A história da emissão em voz esofágica é anterior à primeira cirurgia de ressecção total da laringe (Bilroth, 1873). Já em 1851, Reinaud relata o caso de um indivíduo com estenose de laringe e boa emissão em voz esofágica; a seguir, outros estudiosos também referem casos semelhantes. Porém, é somente em 1900 que Gottstein apresenta uma explicação sistemática do mecanismo subjacente a esta produção. Gutzman, em 1908, elabora um método de aprendizado que difere muito pouco do que utilizamos atualmente. Seeman (1926) denomina tal procedimento de *voz esofágica*, nome que se mantém até hoje.

Em qualquer método de produção de voz esofágica, para uma emissão clara e compreensível, o ar deverá ser armazenado na porção cervical do esôfago, ao nível de C5, C6 e C7, e não em regiões superiores, o que caracteriza as vozes bucal e faríngea, que descreveremos a seguir.

A voz bucal utiliza a cavidade oral como seu reservatório de ar e é constituída por sons de emissão rápida, basicamente formados por estalos de lábios e movimentos de mandíbula e língua contra o palato, denominados *cliques bucais*. Tais sons não conferem quase nenhuma inteligibilidade à emissão, sendo apenas ruídos realizados pelas estruturas articulatórias bucais, percebidos como pequenas "explosões". Além disso, o uso da voz bucal aumenta o reflexo de fechamento do esôfago e dificulta o aprendizado da voz esofágica, devendo, portanto, ser desaconselhado assim que reconhecido pelo terapeuta.

A voz faríngea, por sua vez, utiliza a orofaringe como reservatório de ar e fonte sonora; embora apresente sons de características um pouco melhores que os da emissão bucal, a qualidade vocal resultante é áspera, estridente, e a sonoridade não é mantida na cadeia da fala, com uma emissão tensa obtida através de grande esforço muscular, extremamente desagradável ao ouvinte. Também deve ser evitada assim que surgir; por vezes aparece espontaneamente no paciente laringectomizado, em sua tentativa de se comunicar. A voz faríngea estabelecida é muito resistente à passagem para a esofágica, e o terapeuta não deve poupar esforços para reconhecê-la o mais cedo possível e orientar o paciente a não usá-la.

MÉTODOS DE AQUISIÇÃO DE FONAÇÃO ESOFÁGICA

Os principais métodos de aquisição de fonação esofágica são três: deglutição, aspiração e injeção do ar.

O método de deglutição de ar, originalmente descrito por Gutzmann, em 1908, é o método clássico de produção de voz esofágica, e consiste em introduzir o ar através do auxílio dos movimentos da deglutição. Por utilizar movimentos conhecidos pelo paciente, é de fácil compreensão e execução. A técnica básica consiste em engolir o ar e, assim que se perceber sua introdução no esôfago, expulsá-lo e emitir uma vogal. Comparações sensoriais (como "engolir uma bola de ar, dirigindo-a, sem deformá-la, da boca para a garganta" ou "uma maçã inteira deve passar pela garganta") induzem o paciente a relaxar o esôfago. Na realidade, a deglutição do ar não deve ser completa, pois o objetivo é armazená-lo no esôfago e não fazê-lo passar para o estômago (o que eventualmente acontece), onde não será possível o controle voluntário de sua volta.

A principal desvantagem do método de deglutição é a lentidão da fala por ele produzida. A cada novo suprimento de ar, o paciente deve parar a cadeia da fala e realizar os movimentos de deglutição, o que implica: 1) abrir a boca; 2) tomar o ar; 3) selar fortemente os lábios; 4) pressionar a língua contra o palato; 5) impulsionar o ar para o esôfago. É claro que alguns pacientes desenvolvem um bom controle muscular e executam tais manobras de forma rápida e correta; contudo, a sensação de fala escandida permanece, e os piores falantes tendem a desenvolver uma divisão silábica irregular. Além disso, dois dos principais defeitos de emissão têm sido associados com freqüência aos falantes que utilizam predominantemente este método: o *clunc* simples ou múltiplo e o ruído respiratório do estoma.

O *clunc* é o barulho da deglutição do ar feita sob extrema tensão e podendo ser reflexo de um apoio de retroalimentação auditiva e cinestésica. Deve ser evitado, pois, sendo mascarante, desvia a atenção do ouvinte do conteúdo da mensagem para o ruído gerado. Alguns pacientes utilizam múltiplos *cluncs*, ou seja, executam vários movimentos ruidosos de deglutição forçada antes da expulsão do ar para a produção de um som, o que pode provocar aerofagia. Para desativar esse vício de fonação esofágica, o primeiro passo é conscientizar o paciente de sua existência e de sua interferência negativa na efetividade da comunicação, com o auxílio de uma gravação da fala ou de um estetoscópio colocado na região externa do pescoço e nos ouvidos; a seguir, o paciente deve ser instruído a engolir uma menor quantidade de ar, mais lentamente e com menor esforço. Por vezes um trabalho intensivo de relaxamento cervical e de musculatura bucofaríngea se faz necessário.

O ruído respiratório do estoma é um barulho excessivo que ocorre na respiração e se acentua na produção da voz esofágica. Pode resultar de dois motivos principais: ou por um estoma pequeno, que gera a turbulência aérea audível, ou por hábito, técnica vocal inadequada e ansiedade na emissão. O uso do estetoscópio também auxilia na conscientização deste ruído, mas será necessário um treino respiratório adequado para reduzir sua intensidade, além de ser preciso que o estoma traqueal seja mantido nas melhores condições de limpeza.

Podem ainda ocorrer outros vícios de emissão, como movimentos associados de cabeça e de face — as chamadas grimaças —, além de outros movimentos de corpo, dos quais o paciente pode ser conscientizado com o auxílio de um espelho e através de exercícios corporais.

O segundo método de produção de voz esofágica é o *método de aspiração de ar*, também chamado de *inalação* ou *sucção*, e foi descrito por Seeman (1926). Neste método o ar é introduzido por meio de um movimento de sucção forçada que facilita a entrada da corrente aérea do meio ambiente para o esôfago; graças à diferença de pressão gerada, a cavidade virtual se abre e possibilita o armazenamento de ar. Desta forma, o ar que está na boca tem a mesma pressão atmosférica do meio ambiente, e o esôfago fechado, uma pressão inferior a esta, chamada pressão negativa, que praticamente "puxa" o ar para esta região. Ao mesmo tempo em que o indivíduo suga o ar, ele deve inspirar profundamente, dilatando o tórax. Estudos feitos por raio-X mostram um rápido movimento do diafragma para baixo, no momento da inalação do ar.

Assim, a técnica consiste em sugar o ar, aspirá-lo ou "tragá-lo" para dentro do esôfago (procuramos evitar este último verbo pela natural associação com o consumo do cigarro). Trata-se de um método mais difícil que o anterior, por exigir do paciente maior controle muscular, não necessitando, porém, do selamento de lábios e da lenta manobra de deglutição. Por vezes ouve-se um pequeno barulho da abertura do esôfago, ao entrar o ar.

O terceiro método de produção de voz esofágica é o *método de injeção de ar*, também chamado *método holandês*, e foi descrito por Moolenaar-Bijl (1953) e Damste (1958). É considerado o mais apurado para a emissão em voz esofágica (Le Huche, 1980). Na realidade, este método consiste de duas técnicas: 1) técnica de injeção por pressão glossofaríngea; 2) técnica de injeção consonantal.

Para o aprendizado correto deste método, o ponto básico defendido por Le Huche (1980) é a chamada *independência dos sopros bucal e respiratório*. Segundo o autor, o sopro respiratório agora se mantém somente enquanto função vital, não mais servindo para a fonação, onde será utilizado o sopro bucal; assim, o paciente deve adquirir a assincronia entre esses dois sopros e construir sua fala através do sopro bucal, numa pausa do sopro respiratório, ou seja, suspendendo a respiração momentaneamente.

Não acreditamos que essa assincronia possa realmente ser alcançada, devido aos engramas neurológicos estabelecidos durante toda a vida do paciente, os quais fixaram o uso da fonação na fase expiratória do ciclo respiratório.

Observamos, entretanto, que ótimos falantes, não importando o método utilizado para a produção da fala, apresentam um adequado controle da inspiração e da expiração, fazendo-as calmamente, sem ruídos. A expiração do ar, porém, está sempre associada à emissão sonora, o que pode ser facilmente constatado colocando-se a mão à frente do traqueostoma quando o indivíduo emite uma seqüência de números, por exemplo. Tal sincronia entre a fonação e a respiração na emissão esofágica é corroborada por avaliações espirométricas (Snidecor & Isshiki, 1965).

Na técnica de pressão glossofaríngea, a língua funciona como uma verdadeira "bomba mecânica", comprimindo e injetando o ar no esôfago, através de um movimento forte e rápido. Pela técnica da injeção através de consoantes plosivas, a mesma "bomba mecânica" é utilizada, com o auxílio dos movimentos que se realizam para a produção dos sons /p/, /t/ ou /k/; a tentativa de emitir estes sons fortemente produz uma turbulência de ar, uma parte desse fluxo é dirigida ao esôfago e, ao ser expulsa, é utilizada na produção da vogal subseqüente.

A grande vantagem do método de injeção de ar é que a fala resultante apresenta-se de maneira encadeada, ou seja, a fluência obtida é melhor, pois há reintrodução de ar durante a própria emissão, não sendo necessário interromper o fluxo fonatório, o que reduz a lentidão de emissão. As desvantagens residem principalmente na difícil compreensão do mecanismo por parte do paciente e na ansiedade que os movimentos podem gerar; porém, a qualidade vocal é indubitavelmente melhor e os vícios associados à emissão são menos freqüentemente observados.

A seleção do melhor método a ser empregado num determinado caso depende, exclusivamente, de ser mais ou menos fácil para o paciente. O essencial é que este consiga introduzir o ar no esôfago e expulsá-lo, de maneira rápida e eficiente. A maior parte dos falantes esofágicos inicia seu aprendizado através do método da deglutição, justamente por ser o mais fácil, com passos mais definidos e inúmeros apoios musculares; a seguir, passa à utilização da inalação ou injeção, podendo alterná-las em sua fala. Os melhores falantes utilizam uma técnica mista, observando-se os três mecanismos diferentes em sua produção vocal (Behlau, Margall & Pontes, 1987).

PROGRAMA BÁSICO DE REABILITAÇÃO VOCAL PARA A AQUISIÇÃO DA FONAÇÃO ESOFÁGICA

O programa básico de reabilitação vocal consta de três etapas:

1. *Orientação pré-operatória, exercícios preparatórios* e *orientação pós-operatória* — O ideal é que a fonoterapia comece antes mesmo da cirurgia, para que o fonoaudiólogo e o paciente se conheçam numa situação onde ainda é possível a comunicação por via laríngea. Temos observado que tal procedimento reduz a ansiedade e os temores do paciente, que sente já estar iniciando seu processo de reabilitação. No trabalho de orientação é importante a presença da família, principalmente do cônjuge (em geral a esposa), para que não se sinta excluído deste processo. As informações fornecidas devem ser proporcionais ao interesse do paciente e à sua necessidade psicológica, tão acuradas e completas quando ele desejar que sejam.

2. *Fonoterapia propriamente dita* — As sessões no pós-operatório devem ser iniciadas o mais rápido possível, assim que a sonda nasogástrica for retirada e o paciente puder se alimentar normalmente pela boca, em média quinze dias após a cirurgia. A situação ideal é a de três ou quatro sessões semanais curtas, de meia hora, sendo uma delas mais longa, em grupo, onde há o apoio recíproco entre os pacientes e o incentivo daqueles que já estão mais avançados na reabilitação. As sessões constam de exercícios corporais, respiratórios, fonoarticulatórios e de treinamento de produção esofágica.

Com exceção do método de injeção através da técnica consonantal, nos dois outros métodos o trabalho de produção vocal deve ser iniciado pela emissão de vogais abertas, como /a/ e /ɔ/, passando-se, a seguir, para as outras vogais. Depois que o paciente apresentar o controle da produção de cada uma das vogais isoladas, após uma única introdução de ar no esôfago, prossegue-se com a emissão de 2, 3, 4 e até 5 vogais, após uma única introdução de ar. Paralelamente começam-se a associar as consoantes, em dificuldade crescente de construção silábica, até se chegar às frases.

3. *Refinamento da comunicação oral* — Nesta terceira parte da fonoterapia o objetivo é levar o paciente, já com uma boa fonação

esofágica, ao melhor aproveitamento de suas possibilidades de comunicação, através de uma série de exercícios específicos de qualidade vocal, altura, intensidade, duração da emissão, articulação, velocidade de fala, ênfase e plasticidade vocal. Os pacientes submetem-se com grande interesse a essa etapa do treinamento, e os resultados obtidos através desse programa de "impostação de voz esofágica" têm sido animadores.

Não havendo nenhuma intercorrência durante o processo de reabilitação vocal, espera-se que de quatro a seis meses o paciente seja capaz de participar de uma conversa espontânea, sem que ele e o ouvinte precisem despender grandes esforços para a comunicação efetiva. O primeiro som esofágico é esperado já na primeira sessão de terapia ou no máximo em duas semanas de treinamento, e, se isso não ocorrer, deve-se procurar identificar as causas de insucesso para se avaliar corretamente o prognóstico do caso.

CAUSAS DE SUCESSO E INSUCESSO NA REABILITAÇÃO VOCAL POR FONAÇÃO ESOFÁGICA

De modo geral, os autores concordam com uma estatística de 70% a 80% de sucesso no aprendizado da voz esofágica, mas estudos recentes apontam uma diminuição dessa porcentagem, principalmente devido a fatores ligados à extensão da cirurgia e ao uso maciço de radioterapia no pós-operatório, o que reduz o número dos chamados "pacientes ideais" para a reabilitação vocal (Gates e col., 1982a e b).

Seguramente os fatores físicos representam apenas um pequeno papel na média de 30% de insucesso na reabilitação; são as características psicológicas dos indivíduos que têm se revelado de fato mais significativas (Behlau, Rodrigues & Pontes, 1987). Os principais fatores físicos que impedem ou dificultam em grau acentuado o aprendizado da voz esofágica são (Behlau & Pontes, 1987):

Estenose de esôfago — Estreitamentos ou grandes irregularidades no pertuito esofágico impossibilitam a entrada do ar.

Fístulas ou divertículos ao nível do esfíncter faringoesofágico — Trata-se de dois importantes obstáculos ao aprendizado da voz esofágica. Fístulas são pequenas comunicações entre o esôfago e a traquéia ou a pele, que funcionam como vias de escape de alimentos e de ar, não permitindo o armazenamento necessário à produção esofágica. Divertículos são pequenas bolsas de mucosa, geralmente resultantes do rompimento de pontos cirúrgicos; podem reter alimentos, secreções ou o ar, impedindo que haja a pressão necessária nas paredes esofágicas. Quando as fístulas ou divertículos ocorrem abaixo do referido esfíncter, podem não interferir no aprendizado da voz esofágica.

Disfagias — Qualquer alteração na integridade do mecanismo de deglutição reflete-se negativamente na fonoterapia e indica um dos piores prognósticos de reabilitação vocal por voz esofágica. Uma das alterações mais comuns está relacionada à rigidez de esôfago. Tal rigidez é geralmente observada nos casos submetidos a intensa radioterapia, que resulta numa fibrose quase pétrea dos tecidos, o que dificulta a deglutição de alimentos e provoca também uma resistência extrema à introdução do ar. Quando conseguida, a introdução do ar é geralmente acompanhada de um ruído tenso característico, por vezes associado a movimentos de cabeça. Algumas vezes ocorre não uma rigidez em si, mas uma hipertonia real, que nos casos mais intensos pode ser reduzida com a miotomia da faringe e esôfago (Thawley & Ogura, 1978).

Condições físicas desfavoráveis — Estão associadas principalmente à idade avançada ou alterações neurológicas.

Há outras variáveis que podem dificultar o aprendizado, em maior ou menor grau: desvios na mobilidade dos órgãos fonoarticulatórios, reflexo de náusea acentuado, extensão da cirurgia e limiares auditivos rebaixados. Além disso, o intervalo de tempo entre a cirurgia e o início do treinamento de voz esofágica é um dado de grande influência na rapidez do aprendizado da nova técnica e na proficiência de fala obtida; um intervalo superior a seis meses dificulta o aprendizado e prolonga a terapia, tanto por motivos psicológicos, tais como desânimo e acomodação, como por motivos físicos decorrentes da adaptação anatomofuncional. Mais do que interferir negativamente na terapia, obstáculos de ordem psicológica podem até mesmo impedir o aprendizado da voz esofágica: depressão, falta de vontade de se comunicar, introversão, solidão, falta de auxílio e compreensão da família, auto-imagem negativa, sentimentos de impotência e inutilidade, dificuldade de aceitação e de adaptação às novas condições, perda da situação profissional e ansiedade são os principais componentes psicológicos adversos.

Os fatores essenciais ao aprendizado da voz esofágica, e que podem superar praticamente qualquer obstáculo físico são: motivação, extroversão, auto-imagem positiva e necessidade do uso da fala no trabalho e na vida social. Tais fatores são inerentes aos melhores falantes.

Há situações, portanto, em que o paciente laringectomizado não consegue desenvolver uma fonação esofágica, levando o terapeuta a lançar mão de outros recursos de comunicação, como próteses de vibração.

A REABILITAÇÃO VOCAL ATRAVÉS DE PRÓTESES DE VIBRAÇÃO

Existem basicamente quatro tipos principais de próteses de vibração aplicáveis aos pacientes laringectomizados: 1) vibradores intra-orais; 2) vibradores elétricos ou laringes artificiais; 3) próteses de implante cirúrgico; 4) próteses elétricas endobucais.

1. *Vibradores intra-orais* — Foram os primeiros a serem desenvolvidos (Gussembauer, 1874) e são também chamados de próteses em cachimbo. Tiveram seu período básico de utilização até o início da década de 40, quando se introduziram as laringes artificiais no mercado. Os modelos originais usam o ar dos pulmões do paciente como fonte primária, sendo desviado do traqueostoma para a boca, através de um tubo onde há um mecanismo de palheta que vibra e sonoriza o ar. Inserido na boca, o tubo leva o ar sonorizado, que será trabalhado pelos articuladores para a produção da fala. Há dificuldades na produção dos sons labiais, problemas higiênicos e de irritação da mucosa.

O uso desse tipo de prótese é muito difundido em alguns países da Europa, no Japão (onde é chamada de prótese vocal pneumática Tokio) e nos Estados Unidos, como um recurso oferecido no pós-operatório imediato, por serem de baixo custo, fácil utilização, laváveis e resistentes, e por não necessitarem de baterias. Sua utilização no pós-operatório imediato é defendida por vários autores, pois não interferem no método de reabilitação vocal a ser seguido posteriormente e, mesmo que isso ocorresse, a privação da fala é, sem dúvida, psicologicamente mais devastadora (Levy & Abramson, 1983). Não há comercialização desse tipo de prótese no Brasil.

2. *Vibradores elétricos ou laringes artificiais* — São as mais conhecidas próteses laríngeas, tendo sido introduzidas no mercado a partir da década de 40. Constam de um cilindro de comprimento médio de 15 cm e 5 cm de diâmetro. O aparelho apresenta um corpo, onde são inseridas as baterias para seu funcionamento, e uma cabeça, em cuja parte superior há uma membrana rígida mais vibrátil, que deverá ser apoiada na região cervical do pescoço do paciente, normalmente um pouco acima do local onde estava o osso hióide. O aparelho, uma vez acionado através do botão de liga-desliga, produzirá um ruído semelhante ao de um barbeador elétrico, e o próprio ar presente na cavidade bucofaríngea será colocado em vibração para a produção da fala. O paciente deverá aprender a articular de uma maneira bastante precisa, de forma a aproveitar o ruído do aparelho e transformá-lo numa fala com inteligibilidade aceitável.

As principais desvantagens desse tipo de aparelho são que a fala produzida apresenta uma qualidade vocal artificial, não-humana, com "som de máquina", de característica impessoal, sendo as possibilidades de inflexão e curva melódica bastante restritas. Além disso, o aparelho por si só chama muito a atenção, exteriorizando a mutilação sofrida. Apesar de todas essas ressalvas, são uma ajuda imprescindível ao se usar o telefone, em conferências e nas situações em que o paciente deva retornar ao trabalho imediatamente após a cirurgia.

Ao contrário do que se acreditava anteriormente, o uso da laringe artificial não retarda o aprendizado da voz esofágica e nem desmotiva o paciente ao treinamento, sendo uma alternativa de comunicação que não pode ser negada ao paciente.

3. *Próteses de implante cirúrgico* — Há vários tipos de próteses de implante cirúrgico, porém vamos nos ater principalmente às de unidade interna.

Após a laringectomia total, e nos casos em que não se obteve uma produção satisfatória com a voz esofágica, podemos lançar mão das próteses de implante cirúrgico, que foram recentemente desenvolvidas por Bloom & Singer (1979) e Panje (1981). Para colocá-la é necessário que se efetue cirurgicamente uma fístula tráqueo-esofágica e dois dias após a nova cirurgia essa prótese valvular de silastic, pequena e barata, já pode ser adaptada.

Essa prótese consiste de uma válvula unidirecional e o paciente produz a voz bloqueando, com o dedo, a saída de ar pelo traqueostoma, direcionando-o à fístula que, por sua vez, leva-o ao esôfago, para ser a seguir trabalhado pelos articuladores e ressonadores. Assim, a emissão é semelhante à de um excelente falante em voz esofágica, com a vantagem de que a utilização do ar pulmonar propicia um tempo de emissão bastante longo, semelhante ao dos falantes normais. Pelo fato de a válvula ser unidirecional, durante a deglutição dificilmente há desvio de alimentos para a traquéia, o que poderia provocar infecções pulmonares. O próprio paciente deve proceder à limpeza da prótese sempre que obstruída por catarro, recolocando-a na fístula. As porcentagens de sucesso variam de 65% a 85%, a longo prazo, de acordo com Johns (1981).

Recentemente, uma outra prótese valvular foi desenvolvida nos Estados Unidos, sendo chamada prótese de auto-oclusão. Esta prótese é aderida à pele que circunda o traqueostoma e não necessita de oclusão digital para desviar a corrente aérea, pois ela automaticamente fecha o traqueostoma quando o fluxo respiratório é forte, ou seja, quando a respiração passa de vital para ser utilizada na fonação, desviando o ar para o esôfago. Alguns pacientes conseguem um excelente rendimento vocal (Bloom e col., 1982).

Tais próteses de implante cirúrgico não são disponíveis no mercado brasileiro e nossa experiência permite-nos concluir que não devem ser aplicadas antes que todas as tentativas de aquisição de fonação esofágica tenham sido esgotadas.

É preciso lembrar que outros tipos de fístulas podem ser produzidas cirurgicamente, para a obtenção de um desvio da corrente aérea e produção de fala, sem a utilização de próteses como as acima descritas. As principais cirurgias desse tipo são as técnicas de Assai (1971), Staffieri (1974) e Amatsu (1980), cujos resultados são ainda muito controvertidos.

4. *Próteses elétricas endobucais* — Tait & Tait (1959) desenvolveram um vibrador oral totalmente contido na boca, que poderia ser adaptado tanto numa prótese dentária, como numa placa especialmente fabricada para este uso. A prótese consistia de um diafragma com vibração eletromagnética e apresentava, como maior inconveniência, um fio que saía da boca do indivíduo, para que o aparelho pudesse receber o suprimento de energia através de pilhas ou baterias. O sistema revelou-se extremamente frágil.

Com os avanços da eletrônica e a redução do tamanho dos componentes empregados nas próteses, Lowry (1979) e uma grande equipe desenvolveram uma nova prótese denominada laringe artificial endobucal autocontida. Trata-se de um sistema digital que, inserido num disco a ser aplicado numa prótese dentária, é alimentado por baterias com duração média de doze horas. O som produzido apresenta uma freqüência fundamental média entre 100 e 170 Hz, semelhante à da voz humana, com limite inferior de intensidade de 60 dBNPS. Não necessita de controle digital e sim lingual, e não requer um procedimento cirúrgico para seu implante (Lowry, 1981). Existe ainda uma série de dificuldades a serem superadas e os estudos realizados pela equipe de Lowry, na "Thomas Jefferson University", ainda não viabilizaram o uso e a comercialização de tal aparelho.

A EXPERIÊNCIA DA MORTE NO PACIENTE LARINGECTOMIZADO

Não poderíamos deixar de comentar alguns aspectos psicológicos que marcam significativamente o indivíduo nesse processo, desde o conhecimento da doença até a reintegração social.

O paciente laringectomizado experimenta pelo menos dois momentos de crise profundos e cruciais: primeiramente, o da possibilidade da morte física, associada ao temor da cirurgia e ao desenvolvimento do câncer e, posteriormente, o do reconhecimento da perda da comunicação oral e de todas as modificações decorrentes desta situação (Ziemer & Behlau, 1986).

Um dos aspectos biológicos fundamentais da existência humana, mas do qual nos mostramos profundamente alienados, refere-se à questão da morte. Apesar de reconhecermos sua inevitabilidade, e embora o desenvolvimento da tecnologia a serviço do prolongamento da vida esteja sendo espantoso, mesmo na área médico-terapêutica a morte é ainda discutida atrás de portas fechadas, longe daqueles que estão passando por esta experiência.

Há referências de pacientes laringectomizados que vivenciaram depressão profunda, casos de desequilíbrios mentais que levaram à internação em clínicas psiquiátricas, e mesmo casos de suicídio após a cirurgia (Heaver & Arnold, 1962; Perello, 1973). Em contrapartida, também observamos pacientes que, com a laringectomia, conseguiram mudar o curso de suas vidas, através de um processo de autoconhecimento e compreensão, reestruturando suas relações com o mundo de modo mais satisfatório.

Sanchez-Salazar & Stark (1972) identificaram quatro situações principais de crise pelas quais os pacientes laringectomizados passam: 1) quando o paciente recebe o diagnóstico e toma conhecimento da necessidade da cirurgia; 2) após a cirurgia, no hospital, quando o paciente encontra-se na UTI; 3) ao chegar em casa, quando o paciente se vê sem a proteção e as garantias que o hospital lhe oferecia e, finalmente, 4) meses mais tarde, quando a vida volta à rotina e o paciente não recebe mais as atenções especiais dos familiares e amigos.

A questão da morte, porém, não se limita apenas ao nível físico, mas também ao da identidade, das emoções, pensamentos e ações, e está implícita nas mudanças em relação às crises de passagem de nossa vida. A vivência do câncer, da possibilidade da morte física e, por fim, a perda da comunicação oral implicam uma completa reorganização de toda a visão do indivíduo sobre si mesmo, das relações interpessoais e do mundo. O terapeuta, consciente dessas transformações, pode ser de grande auxílio na estruturação da nova identidade do indivíduo e na sua reintegração à vida cotidiana.

Bibliografia

Amatsu, M. A one stage surgical technique for post laryngectomy voice rehabilitation. *Laryngoscope*, *90*:1378-86, 1980.

American Cancer Society. *Cancer facts and figures.* Nova York, 1979.

Asai, R. Laryngoplasty after total laryngectomy. *Arch. Otolaryng.*, *95*:114-9, 1971.

Atkinson, L. Some features of the epidemiology of cancer of the laryinx in Australia and Papua, New Guinea, *Laryngoscope*, *85*:1173-84, 1975.

Behlau, M. S.; Margall, S. A.; Pontes, P. A. Análise crítica dos diversos métodos de aquisição de voz esofágica e seus respectivos procedimentos terapêuticos. *Programa Científico do XI Congresso Brasileiro de Cirurgia de Cabeça e Pescoço.* São Paulo, 1987.

Behlau, M. S. & Pontes, P. A. Proposta de avaliação fonoaudiológica de pacientes laringectomizados. *Acta AWHO, suplemento julho*, 1987. (No prelo.)

Behlau, M. S.; Rodrigues, L. C.; Pontes, P. A. Considerações sobre avaliação fonoaudiológica de pacientes laringectomizados e o prognóstico de terapia. *Programa Científico do XI Congresso Brasileiro de Cirurgia de Cabeça e Pescoço*. São Paulo, 1987.

Bertelli, A. P. *Câncer da laringe*. São Paulo, Manole, 1980.

Billroth, T. (1873), *apud* Gussembaur, C. Ueber die erste durch T. Billroth am Menschen ausgefüehrte Kehlkpof — Extirpation und die Anwendung eines kuentslichen Kehlkopfes. *Arch. Klin. Chir.*, *17*:343-56, 1874.

Bocca, E. 'Il cancro della laringe". *In*: Muro, P. *Il cancro*. Roma. Pensiero Scientifico, 1964.

Blom, E. D. & Singer, M. I. Surgical prosthetic approaches for post-laryngectomy voice restoration. *In*: Keith, R. L. & Darley, F. L., ed. — *Laryngectomee rehabilitation*. Houston, College-Hill, 1979.

Blom, E. D.; Singer, M. I.; Hamaker, P. J. Tracheostomee valve for post laryngectomy voice rehabilitation. *Ann. Otol.* (*St. Louis*), *91*:576-8, 1982.

Chovil, A. Laryngeal cancer: an explanation for the apparent occupational association. *Med. Hypotheses*, *7*:951-6, 1981.

Cowles, S. R. Cancer of the larynx: occupational and environmental associations. *Southern med. J.*, *76*:894-8, 1983.

Damsté, P. H. *Oesophageal speech*. Gröningen, Hoitsema, 1958.

Gates, G. A.; Ryan, W.; Cooper, J. C.; Lawlis, G. F.; Cantu, E.; Hayashi, T.; Lauder, E.; Welch, R. W.; Hearne, E. Current status of laryngectomee rehabilitation. I — Results of therapy. *Am. J. Otolaryng.*, *3*:1-7, 1982a.

Gates, G. A.; Ryan, W.; Cantu, E.; Hearne, E. Current status of laryngectomee rehabilitation. II — Causes of failure. *Am. J. Otolaryng.*, *3*:8-14, 1982b.

Gottstein, G. Pseudo-stimme nach Totalexstirpation des larynx. *Arch. Klin. Chir.*, *62*:126-46, 1900.

Gussembaur, C. Ueber die erste durch Th. Billroth am ausgefüehrte Kehlkopf--Extirpation und die Anwendung eines kuentslichen Kehlkopfes. *Arch. Klin. Chir.*, *17*:343-56, 1874.

Gutzmann, H. Stimme und Sprache ohne Kehlkopf. *Z. Laryng.*, *1*:221-42, 1908.

Heaver, L. & Arnold, G. E. Rehabilitation of alaryngeal aphonia. *Post grad. Med.*, *32*:11-22, 1962.

Hinds, M. W.; Thomas, D. B.; O'Reilly, H. P. Asbestos, dental X-rays, tobacco, and alcohol in the epidemiology of laryngeal cancer. *Cancer*, *44*:1114-20, 1979.

Hueper, W. C. Occupational and environmental cancers of the respiratory system. *In*: ——— — *Recents results in cancer research*. Nova York, Springer-Verlag, 1966.

Iwamoto, H. An epidemiological study of laryngeal cancer in Japan (1960--1969). *Laryngoscope*, *85*:1162-72, 1975.

Johns, M. E. & Cantrell, R. W. Voice restoration of the total laryngectomy patient: the Blom-Singer technique. *Otolaryng. Head Neck Surg.*, *89*:82-6, 1981.

Kipling, M. D. & Waldron, H. A. Polycyclic aromatic hydrocarbons in mineral oil, tar, and pitch, excluding petroleum pitch. *Prev. Med.*, *5*:262-78, 1976.

Klayman, M. B. Exposure to insecticides (letter). *Arch. Otolaryng.*, *88*:116-7, 1968.

Lauder, E. *Self-help for laryngectomee.* San Antonio, Copyright Edmund Lauder, 1979.

Le Huche, F. *Voz sem laringe.* Belo Horizonte, Andrei, 1980.

Levin, D.; Devesa, S.; Godwin, J.; Silverman, D. *Cancer rates and risks.* Washington, D. C., Government Printing Office, 1974. /Department of Health, Education and Welfare, 75.

Levy, J. & Abramson, A. L. Immediate verbal communication following laryngectomy. *Bull. N. Y. Acad. Med.*, *59*:306-12, 1983.

Lowry, L. D. Artificial larynges: a review and development of a prototype self-contained intra-oral artificial larynx. *Laryngoscope*, *91*:1332-55, 1981.

Manning, K. P.; Skegg, D. C.; Stell, P. M. Cancer of the larynx and other occupational hazards of mustard gas workers. *Clin. Otolaryng.*, *6*:165-70, 1981.

Mirra, A. P. & Franco, E. L. *Incidência de câncer no município de São Paulo, Brasil.* São Paulo, 1985. /Monografia do Registro de Câncer de São Paulo e Instituto Ludwig de Pesquisa sobre o Câncer./

Moolenaar-Bijl, A. L. Connection between consonant articulation and the intake of air in oesophageal speech. *Folia phoniat.* (*Basel*), *5*:212-20, 1953.

Panje, W. Prosthetic vocal rehabilitation following laryngectomy. The voice button. *Ann. Otol.* (*St. Louis*), *90*:116-20, 1981.

Perelló, J. Laringectomia total. *In*: ———— — *Alteraciones de la voz.* Barcelona, Cientifico-Medica, 1973.

Rothman, K. J.; Cann, C. I.; Flanders, D. Epidemiology of laryngeal cancer. *Epidemiol. Rev.*, *2*:195-209, 1980.

Sanchez-Salazar, V. & Stark, A. The use of crisis intervention in the rehabilitation of laryngectomees. *J. Speech Dis.*, *37*:323-8, 1972.

Seeman, M. Phoniatrishe Bemerkungen zur Laryngekotomie. *Arch. Klin. Chir.*, *140*:285-98, 1926.

Silverberg, E. Cancer statistics. *Cancer*, *32*:15-31, 1982.

Snidecor, J. C. & Isshiki, N. Air volume and air flow relationships of six male esophageal speakers. *J. Speech Dis.*, *30*:205-16, 1965.

Staffieri, M. Laryngectomy with reconstruction of the phonatory glottis. *Rev. Laryng.*, *95*:63-83, 1974.

Tait, V. & Tait, R. V. Speech rehabilitation with the oral vibrator. *Speech Pathol. Ther.*, *2*:64-9, 1959.

Thawley, S. E. & Ogura, J. H. Cricopharyngeal myotomy. *Laryngoscope*, *88*:872-4, 1978.

Wynder, E. L.; Bross, I. J.; Day, E. A study of the environmental factors in cancer of the larynx. *Cancer*, *9*:86-110, 1957.

Ziemer, R. & Behlau, M. S. A experiência da morte no paciente laringectomizado. *In*: Cruz, O. L., ed. *Programa científico do 28.º congresso brasileiro de otorrinolaringologia.* São Paulo, 1986.

A VOZ NA (ou pela) POESIA

O material que se segue foi redigido por sujeitos disfônicos e revela um instante particular da prática fonoterápica, isto é, um momento no qual poesia é resultante do processo de autoconhecimento, aceitação e liberação da voz, possibilitando ao sujeito ser seu próprio agente de mudanças psicofísicas e sociais.

FONOPOESIA I

Meu corpo não é só textura e cor
Meu corpo é som.
É de sangue,
ossos,
nervos.

Cabeça,
tronco,
membros.
membros.

É de ôcos,
ruídos,
silêncios
que meu corpo se compõe.

O silêncio e o som
que nele se produz
que dele se produz

Sou som.
A magia de minha voz
me faz feiticeira do mundo
e cúmplice do mistério da vida.

FONOPOESIA II

Dêem-me uma talhadeira
e com ela nada saberei fazer.
Dêem-me um computador
. . . . e ficarei pasma sem nada poder.
Dêem-me o melhor
o mais moderno
instrumento do mundo

e lhes direi,
não é para mim.

Eu construo o mundo com palavras,
povôo o mundo de sons.
Faço disto meu fazer,
minha mão,
meu melhor instrumento.

Minha palavra é meu gesto,
Meu canto é minha vida.
Faço da poesia, meu alimento,
Da filosofia, meu sustento,
Do meu canto, renascimento.

Vivo de som e de amor.

FONOPOESIA III

Vivo de som e de amor
Vivo e morro da palavra
Vivo e vivo poesia
Em carne viva canto o silêncio.
Minha voz silenciou.

Saiam!
Saiam todos daí!
Ruídos,
silêncios,
palavras,
gritos,
Saiam todos de dentro de mim.
Brotaram do coração
— fontes do som —
perderam-se pela laringe,
enroscaram-se pelas amígdalas,
estufam-me,
incomodam-me,
matam-me.

Saiam!
Brotem-me pela boca
escapem-me pelo mundo
Só assim me sei
só assim serei.

Vivo e morro da palavra.
Garganta fechada
elas me saem liquidamente pelos olhos.

Branca Jurema Ponce *

---

* (Para quem o encontro das terças e quintas-feiras com Leslie é o explodir da esperança de voltar a cantar e a falar em nome do amor.)

VIDA IMPRESSA NA VOZ

Se a vida se põe nos tons
Abaixo um, abaixo dois
Até sumir os sons.
Eles tão baixos, tão para baixo
A vida pisa os tons
Engana a voz
Marca nela outra partitura
Como tocar de forma clara
A aventura de ser e se fazer presente na fala?
Aí o transcorrer do tempo
Deixa em nós amadurecimento
Pode vir súbito, abrupto
A gente nem sabe
E vai desafinando a voz
Conforme se tenta tocar nela
A descoberta do mundo
A descoberta de hoje
O coração acelerado e a mente jorrando idéias.
A preparação para o futuro
O futuro do nosso presente
Mas não dá.
A voz desafina, abaixa, se nega
E o que dela parte
Parece não ser parte dela
Será que ela sabia?
Sabia que o amadurecimento viria?
Amadurecimento escondido atrás da porta
Fez cimento e mais cimento
Endureceu a vida na forma que quis
Coitada da voz.
Vivia o consciente e o inconsciente
Ficou pesada
Ficou dura
Ficou grave
Abaixou
Abaixou
Quis sumir...

mit *

---

* (Iniciou terapia em junho de 1987 com nódulos bilaterais; em outubro do mesmo ano a laringoscopia revelou regressão total do nódulo Direito e parcial do Esquerdo.)

dobre aqui

ISR 40-2146/83
UP AC CENTRAL
DR/São Paulo

CARTA RESPOSTA
NÃO É NECESSÁRIO SELAR

O selo será pago por

summus editorial

05999-999 São Paulo-SP

dobre aqui

recorte aqui

summus editorial

CADASTRO PARA MALA-DIRETA

Recorte ou reproduza esta ficha de cadastro, envie completamente preenchida por correio ou fax, e receba informações atualizadas sobre nossos livros.

Nome:________________ Empresa:________________
Endereço: ☐ Res. ☐ Coml. ________________ Bairro:________________
CEP: ________-______ Cidade: ________________ Estado: ______ Tel.: (   ) ________
Fax: (   ) ________ E-mail: ________________ Data de nascimento: ________
Profissão:________________ Professor? ☐ Sim ☐ Não Disciplina: ________

1. Você compra livros:

☐ Livrarias ☐ Feiras
☐ Telefone ☐ Correios
☐ Internet ☐ Outros. Especificar:________

2. Onde você comprou este livro?

____

3. Você busca informações para adquirir livros:

☐ Jornais ☐ Amigos
☐ Revistas ☐ Internet
☐ Professores ☐ Outros. Especificar:________

4. Áreas de interesse:

☐ Educação ☐ Administração, RH
☐ Psicologia ☐ Comunicação
☐ Corpo, Movimento, Saúde ☐ Literatura, Poesia, Ensaios
☐ Comportamento ☐ Viagens, Hobby, Lazer
☐ PNL (Programação Neurolingüística)

5. Nestas áreas, alguma sugestão para novos títulos?

____

6. Gostaria de receber o catálogo da editora? ☐ Sim ☐ Não

7. Gostaria de receber o Informativo Summus? ☐ Sim ☐ Não

Indique um amigo que gostaria de receber a nossa mala-direta

Nome:________________ Empresa:________________
Endereço: ☐ Res. ☐ Coml. ________________ Bairro:________________
CEP: ________-______ Cidade: ________________ Estado: ______ Tel.: (   ) ________
Fax: (   ) ________ E-mail: ________________ Data de nascimento: ________
Profissão:________________ Professor? ☐ Sim ☐ Não Disciplina: ________

summus editorial
Rua Cardoso de Almeida, 1287 05013-001 São Paulo - SP Brasil Tel (011) 3872 3322 Fax (011) 3872 7476
Internet: http://www.summus.com.br e-mail: summus@summus.com.br

cole aqui